U0302760

编委会

主　编　杨坤禹　张小萌
副主编　彭　纲　贾玉林
编　者　（以姓氏笔画为序）

丁　乾　华中科技大学同济医学院附属协和医院
马　辉　华中科技大学同济医学院附属协和医院
王彦君　华中科技大学同济医学院附属协和医院
韦洁霖　华中科技大学同济医学院附属协和医院
石亮亮　华中科技大学同济医学院附属协和医院
杨成章　华中科技大学同济医学院附属协和医院
杨劲松　华中科技大学同济医学院附属协和医院
杨坤禹　华中科技大学同济医学院附属协和医院
肖桂香　华中科技大学同济医学院附属协和医院
吴　边　华中科技大学同济医学院附属协和医院
邹枕玮　华中科技大学同济医学院附属协和医院
张小萌　华中科技大学同济医学院附属协和医院
张占洁　华中科技大学同济医学院附属协和医院
周　彦　华中科技大学同济医学院附属协和医院
周潇殊　华中科技大学同济医学院附属协和医院
赵学艳　华中科技大学同济医学院附属协和医院
胡　媛　华中科技大学同济医学院附属协和医院
钟　刚　华中科技大学同济医学院附属协和医院
洪晓华　华中科技大学同济医学院附属协和医院
袁　杰　华中科技大学同济医学院附属协和医院
贾玉林　华中科技大学同济医学院附属协和医院
夏　芸　华中科技大学同济医学院附属协和医院
黄　晶　华中科技大学同济医学院附属协和医院
彭　纲　华中科技大学同济医学院附属协和医院
秘　书　石亮亮　张占洁

头颈部肿瘤MDT
诊治策略与实践

主编　杨坤禹　张小萌

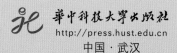

华中科技大学出版社
http://press.hust.edu.cn
中国·武汉

内 容 简 介

本书包括头颈部鳞状细胞癌病例分享、鼻咽癌病例分享、头颈部少见肿瘤病例分享和头颈部转移癌病例分享四大部分共16例疑难病例,涉及患者的病史、各项检查检验结果、MDT讨论过程、治疗过程及随诊过程,内容丰富。

本书可供头颈部肿瘤放化疗专业的临床医生,病理科、影像科、临床科研人员及相关专业人士参考使用。

图书在版编目(CIP)数据

头颈部肿瘤 MDT 诊治策略与实践/杨坤禹,张小萌主编.—武汉:华中科技大学出版社,2023.3
ISBN 978-7-5680-9275-3

I. ①头… II. ①杨… ②张… III. ①头颈部肿瘤-诊疗 IV. ①R739.91

中国国家版本馆 CIP 数据核字(2023)第 045542 号

头颈部肿瘤 MDT 诊治策略与实践　　　　　杨坤禹　张小萌　主编
Toujingbu Zhongliu MDT Zhenzhi Celüe yu Shijian

策划编辑:居　颖　　　　　　　　　　　　　　封面设计:廖亚萍
责任编辑:马梦雪　　　　　　　　　　　　　　责任校对:林宇婕
责任监印:周治超
出版发行:华中科技大学出版社(中国·武汉)　　电话:(027)81321913
　　　　　武汉市东湖新技术开发区华工科技园　　邮编:430223
录　　排:华中科技大学惠友文印中心
印　　刷:湖北新华印务有限公司
开　　本:710mm×1000mm　1/16
印　　张:11.25
字　　数:119千字
版　　次:2023年3月第1版第1次印刷
定　　价:98.00元

本书若有印装质量问题,请向出版社营销中心调换
全国免费服务热线:400-6679-118　竭诚为您服务
版权所有　侵权必究

前　言

　　恶性肿瘤是指机体正常细胞失去控制、无限增殖，可侵犯或压迫机体重要器官的疾病。世界卫生组织国际癌症研究机构（IARC）发布的全球数据统计，2020 年全球新发恶性肿瘤病例约1929 万例，其中我国新发恶性肿瘤病例约 457 万例，占全球的23.7％。此外，2020 年全球恶性肿瘤死亡病例约 996 万例，其中我国因恶性肿瘤死亡病例约 300 万例，占总病例的 30％。由于中国是世界第一人口大国，因此我国恶性肿瘤新发病例和恶性肿瘤病例均远超世界其他国家，严重威胁国人的生命健康。

　　头颈部恶性肿瘤是人类常见的恶性肿瘤之一。世界卫生组织（WHO）统计，2018 年全球头颈部恶性肿瘤新发病例高达 83万例，死亡病例高达 43 万例。2021 年，我国新确诊的头颈部恶性肿瘤患者高达 14.8 万人，因头颈部恶性肿瘤死亡的病例数约为7.8 万，且近年来呈现增长趋势。然而，头颈部恶性肿瘤的主要症状常为无痛性肿块、口腔溃疡、吞咽不适、鼻塞、声嘶等。人们往往对以上"危险信号"缺乏重视，因此大部分患者在确诊时已为局部晚期或晚期，易复发和转移，传统治疗方法通常疗效欠佳。

　　肿瘤 MDT 是根据不同肿瘤患者的疾病状况和各方面的实际情况，由多个相关学科专业人员共同讨论做出诊断并制订治疗方案，由各个学科医生按照治疗方案给予相应治疗，以取得最佳疗效的一种诊疗模式。为此,我们联合耳鼻咽喉头颈外科、口腔科、病理科、影像科等医生,共同成立了武汉协和医院(华中科技大学同济医学院附属协和医院)头颈部肿瘤 MDT 团队,秉承以患者为中心的服务宗旨,整合各学科优势,为患者提供一站式医疗服务,以保证患者得到最佳的治疗方案。

自 2021 年 3 月 10 日头颈部肿瘤 MDT 团队第一次会议成功召开以来,本团队已合作讨论 200 多例头颈部恶性肿瘤病例,各科室医生对患者的病史,病理学检查、影像学检查结果,疾病诊断和治疗方案等进行全面分析,为患者制订个体化的最佳治疗方案。由本团队完成的新辅助化疗联合 PD-1 抗体治疗局部晚期头颈部鳞状细胞癌的 II 期临床研究结果显示,肿瘤客观缓解率(ORR)高达 96%,病理学完全缓解(pCR)率达 37%,主要病理缓解(MPR)率达 74%,远超历史数据。该成果已于 2022 年 5 月 18 日被 *Clinical Cancer Research* 接受并发表。

为在全国头颈部恶性肿瘤 MDT 发展中贡献一份力量,为促进本团队医疗水平的提升,我们在既往 MDT 会议中从头颈部鳞状细胞癌、鼻咽癌、头颈部少见肿瘤和头颈部转移癌四个方向挑选了 16 例疑难病例,将患者的病史、各项检查检验结果、MDT 讨论过程、治疗过程及随诊过程整理成册,以供各位同道阅读和参考。击石乃有火,不击元无烟。人学始知道,不学非自然。各位同道在阅读本书过程中,如遇不合之处,欢迎交流探讨;如遇不当之处,恳请批评指正。

目　录

第一篇　头颈部鳞状细胞癌病例分享

病例 1　局部晚期下咽癌新辅助免疫联合化疗后病理学完全缓解 ································· 002

病例 2　局部晚期下咽癌侵犯食管 ················· 011

病例 3　下咽癌伴发食管癌 ··············· 021

病例 4　HPV 相关口咽癌新辅助免疫联合化疗 ······· 031

病例 5　新辅助免疫联合化疗治疗双侧喉鳞状细胞癌后保喉治疗 ······················ 042

病例 6　局部晚期喉癌新辅助治疗 ··············· 052

第二篇　鼻咽癌病例分享

病例 7　鼻咽癌合并涎囊淋巴上皮瘤样癌 EBER(＋) ··· 064

病例 8　鼻咽癌复发手术治疗 ··············· 074

病例 9　EBV 相关的淋巴增殖性疾病 ·············· 086

第三篇　头颈部少见肿瘤病例分享

病例 10　EBER（＋）鼻腔鼻窦癌的治疗 …………………… 098

病例 11　INI-1 缺失性鼻腔鼻窦癌 …………………………… 105

病例 12　颅底脊索瘤 …………………………………………… 112

第四篇　头颈部转移癌病例分享

病例 13　p16 阳性食管癌腮腺转移 …………………………… 126

病例 14　肺腺癌伴发颈部淋巴瘤 ……………………………… 139

病例 15　肾癌Ⅳ期 8 年自然进展伴鼻腔鼻窦鼻咽腔

　　　　转移 ………………………………………………… 147

病例 16　小细胞肺癌腮腺及颌下淋巴结转移 ………… 159

第一篇

头颈部鳞状细胞癌病例分享

病例1 局部晚期下咽癌新辅助免疫 联合化疗后病理学完全缓解

【病例简介】

现病史:患者于 2020 年 10 月无意中发现左颈部肿块,大小为(2~3) cm×(2~3) cm,偶有咽喉疼痛,吞咽时加剧,无发热,无呼吸困难,无痰中带血,未诉其他不适。2020 年 12 月来我院耳鼻喉科门诊,电子鼻咽喉镜示:下咽肿物。2020 年 12 月 15 日行支撑喉镜下下咽肿瘤显微切除术,术后病检示:下咽鳞状细胞癌(高分化)。免疫组化染色示肿瘤细胞:p16(−),CPS 评分为 10 分。为求进一步诊治收治我科。

既往史及家族史:无特殊。

个人史:吸烟史,平均每日 10 支,20 年以上。饮酒史,平均每日 200 mL,20 年以上。

体检阳性体征与重要阴性体征:左颈部可扪及 3 cm×3 cm 大小淋巴结,质硬,不可推动。

【影像学及实验室检查】

1. 2020 年 12 月 14 日喉镜检查

见下咽肿物(图 1-1)。

2. 2020 年 12 月 14 日 MRI 检查

①喉咽腔偏左侧占位,考虑为肿瘤性病变。②颈部多发结节

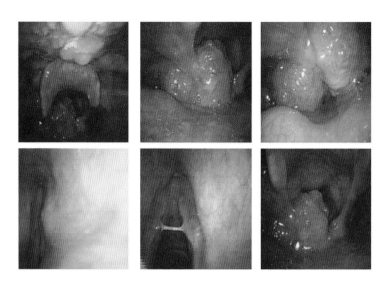

图 1-1　初诊喉镜检查图

及团块状异常信号影,考虑转移性病变,部分包绕左侧颈内静脉;较大结节与甲状腺左侧叶关系密切(图 1-2)。

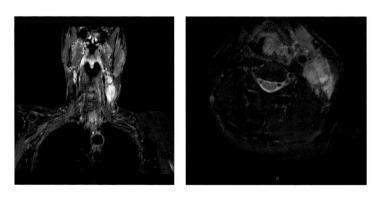

图 1-2　初诊 MRI 检查影像

3. 2020 年 12 月 21 日 PET-CT 检查

下咽部偏左侧软组织团块代谢异常增高,左侧颈部多发肿块代谢增高,考虑下咽部恶性肿瘤性病变并淋巴结转移(图 1-3)。

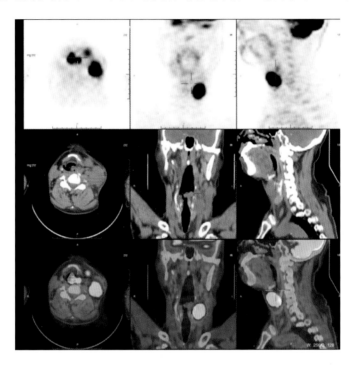

图 1-3 初诊 PET-CT 检查影像

4. 2020 年 12 月 20 日胃镜检查

正常。

5. 2020 年 12 月 20 日 HBV-DNA 定量检测

6.98×10^4 copies/mL。

诊断:

(1)下咽鳞状细胞癌 $cT_2N_{3b}M_0$(ⅣB 期),p16(一),CPS 评分为 10 分

(2)乙肝活动期

【病例讨论】

1. 第一次 MDT 讨论

讨论时间:2020 年 12 月 24 日。

讨论科室:耳鼻咽喉头颈外科、肿瘤科、病理科、影像科。

讨论意见:根据影像科意见及喉镜检查结果,患者原发病灶较局限,但颈部淋巴结有包膜外侵犯,且包绕颈内血管,根据目前的指南及手术方式,患者手术 R0 切除(完整切除肿瘤,且镜下切缘为阴性)的难度较大,且手术切除范围广,需行皮瓣移植等手术,损伤较大。目前手术难度较大,但如果按指南推荐直接行同步放化疗治疗下咽癌的治疗反应较重,且远期复发率高。科室目前开展局部晚期头颈部鳞状细胞癌新辅助免疫联合化疗临床试验,建议先采用新辅助免疫联合化疗 2~3 个周期后复查,由外科评估手术可能。患者活动性乙肝情况经抗病毒治疗后已下降至基本正常,免疫治疗可谨慎进行。

治疗过程及结局:2020 年 12 月开始行 PD-1 抑制剂卡瑞利珠单抗联合白蛋白紫杉醇及顺铂化疗 2 个周期,影像学评估为部分缓解(partial response,PR),遂行第 3 周期化疗联合免疫治疗,体检发现治疗后患者吞咽功能明显改善,颈部淋巴结逐渐缩小;HBV-DNA 持续阴性,肝功能正常。

2. 第二次 MDT 讨论

讨论时间:2021 年 2 月 20 日。

讨论科室:耳鼻咽喉头颈外科、肿瘤科、病理科、影像科。

讨论意见:患者经过新辅助免疫联合化疗 3 个周期后,经耳鼻咽喉头颈外科评估可行手术治疗。

治疗过程及结局:患者于 2021 年 3 月 19 日行根治性手术治疗。术后病理示下咽癌治疗后:①右侧甲状腺及峡部结节性甲状腺肿,甲状腺旁淋巴结(1 枚)呈反应性增生;②杓状会厌襞内切缘、外切缘、基底切缘及左侧梨状窝切片上未见癌累及;切片上未见癌转移,镜下见纤维脂肪组织,未见淋巴结结构。评估为病理学完全缓解(pathological complete response,pCR)。图 1-4 所示为新辅助治疗前与新辅助治疗后喉镜、MRI、病理检查结果的对比情况。

3. 第三次 MDT 讨论

讨论时间:2021 年 4 月 9 日。

讨论科室:耳鼻咽喉头颈外科、肿瘤科、病理科。

讨论意见:患者经过新辅助治疗及手术治疗达到 pCR。根据目前的治疗指南及临床研究数据,虽然达到 pCR,但复发风险仍较高,仍建议给予术后辅助放疗。

治疗过程:给予患者原发病灶及颈部淋巴结引流区放疗,剂量为 50 Gy/25 F。

【要点总结】

在全球范围内,头颈部肿瘤是发病率居第 6 位的恶性肿瘤,位列肿瘤死亡原因的第 8 位。头颈部鳞状细胞癌(head and neck squamous cell carcinoma,HNSCC)是最常见的病理学类型,60%～70% 的 HNSCC 患者初诊即为无远处转移的局部晚期,目前多数单位采取手术联合放、化疗和靶向治疗的综合治疗模式,

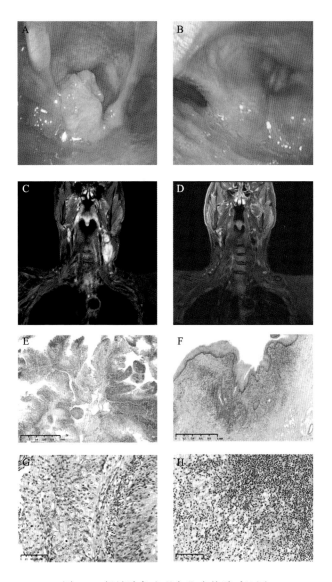

图 1-4　新辅助免疫联合化疗前后对比图

注:A、C、E、G 为新辅助治疗前,B、D、F、H 为新辅助治疗后。

但是超过一半的患者在治疗后 2 年内肿瘤复发。传统化疗时代的研究发现,新辅助化疗安全有效,60%～90%的肿瘤在诱导化疗后能够获得缓解,肿瘤退缩方式包括向心性缩小、多灶性缩小和肿瘤完全缓解。既往研究表明,新辅助化疗后,尽管肿瘤明显退缩,缩小手术切除范围仍显著增高肿瘤复发概率。鉴于此,国内外指南普遍建议,新辅助化疗后手术切除范围仍然应该按照治疗前范围进行。目前,在可手术的局部晚期头颈部鳞状细胞癌中,术前新辅助化疗并未作为常规推荐。一些临床试验的数据表明,术前新辅助化疗后行根治性手术未取得总生存期(OS)获益。这提示我们更有效的新辅助治疗策略,比如免疫联合化疗,可能会取得更加快速和深度的缓解。相较于单纯化疗,免疫联合化疗可以获得更好的疗效。UCCI-HN-15-01 研究是一项对可切除的、局部晚期 HNSCC 患者进行帕博利珠单抗(pembrolizumab)新辅助治疗的病理反应及生存研究,共入组 92 例患者,可分析患者 72 例,经过帕博利珠单抗单药新辅助治疗后,进行根治性手术治疗,肿瘤病理退缩超过 20%的患者占比 40.3%,该部分患者的 12 个月无病生存率为 100%,24 个月无病生存率为 95%,显著优于历史数据。Zinner R 开展的新诊断Ⅲ～Ⅳ期可切除局部晚期 HNSCC 新辅助免疫联合化疗临床研究共入组 26 例患者,经纳武单抗(nivolumab)联合紫杉醇及卡铂治疗 2 个周期后,经标准根治性手术治疗,术后 pCR 率高达 42%,MPR(病理退缩大于 90%)率达 69%,取得了良好的肿瘤病理缓解率。Hecht M 开展的度伐利尤单抗(durvalumab)＋替西木单抗(tremelimumab)联合 DP 方案新辅助治疗局部晚期的手术切除的 HNSCC 单臂临床研究,共入组 57 例患者,新辅助治疗 1 个周期后进行活检术,pCR 率为 47%,取得了良好的肿瘤病理缓解。在上述病例中,该患者取得了 pCR 的疗效,且截至目前随访约 2 年,无疾病复发或转移事件发生。未来,新辅助免疫联合化疗是否能转化为长期生存获益,还需要大样本多中心Ⅲ期临床试验来证实。

参考文献

[1] Siegel R L, Miller K D, Jemal A. Cancer statistics, 2019[J]. CA Cancer J Clin, 2019, 69(1): 7-34.

[2] Winquist E, Agbassi C, Meyers B M, et al. Systemic therapy in the curative treatment of head-and-neck squamous cell cancer: Cancer Care Ontario clinical practice guideline[J]. Curr Oncol, 2017, 24(2): e157-e162.

[3] Lorch J H, Goloubeva O, Haddad R I, et al. Induction chemotherapy with cisplatin and fluorouracil alone or in combination with docetaxel in locally advanced squamous-cell cancer of the head and neck: long-term results of the TAX324 randomised phase 3 trial[J]. Lancet Oncol, 2011, 12(2): 153-159.

[4] Vermorken J B, Remenar E, van Herpen C, et al. Cisplatin, fluorouracil, and docetaxel in unresectable head and neck cancer[J]. N Engl J Med, 2007, 357(17): 1695-1704.

[5] Licitra L, Grandi C, Guzzo M, et al. Primary chemotherapy in resectable oral cavity squamous cell cancer: a randomized

controlled trial[J]. J Clin Oncol,2003,21(2):327-333.

[6] Shu C A, Gainor J F, Awad M M, et al. Neoadjuvant atezolizumab and chemotherapy in patients with resectable non-small cell lung cancer: an open-label, multicentre, single-arm,phase 2 trial[J]. Lancet Oncol,2020,21(6): 786-795.

[7] Blanchard P, Landais C, Petit C, et al. Meta-analysis of chemotherapy in head and neck cancer(MACH-NC): an update on 100 randomized trials and 19248 patients, on behalf of MACH-NC group[J]. Ann Oncol,2016,27(Suppl 6):vi328-vi350.

[8] Haddad R, O'Neill A, Rabinowits G, et al. Induction chemotherapy followed by concurrent chemoradiotherapy (sequential chemoradiotherapy) versus concurrent chemoradiotherapy alone in locally advanced head and neck cancer(PARADIGM): a randomized phase 3 trial[J]. Lancet Oncol,2013,14(3):257-264.

（张占洁　韦洁霖　周彦　马辉　张小萌　杨坤禹）

病例 2 局部晚期下咽癌侵犯食管

【病例简介】

现病史:患者于 2021 年 3 月开始无明显诱因出现咽痛、吞咽梗阻感,症状逐渐加重,有时痰中带血。2021 年 4 月至当地医院检查示下咽肿物,病理活检示双侧下咽高分化鳞状细胞癌,CK5/6(＋),p53(弥漫＋),Ki-67(LI(增殖指数)60％)。2021 年 5 月 7日外院行胃镜检查示:①咽喉部及上段食管新生物性质待查;②食管中下段黏膜缺损(食管炎?);③萎缩性胃炎。食管病理活检示:(食管上段)鳞状细胞癌;(食管中段)少许游离增生的鳞状上皮;(食管下段)慢性炎症改变的黏膜组织伴鳞状上皮轻度增生。病程中,患者精神可,饮食不佳,大小便可,体力、体重较以前下降。

既往史及家族史:无特殊。

个人史:吸烟 40 年,每日 20 支;无饮酒史。

【影像学及实验室检查】

1. 2021 年 4 月 28 日 CT 检查

下咽部可见明显增厚软组织密度影,与周围结构边界不清,喉腔受压变窄,左侧甲状软骨可疑受侵。颈段食管管壁明显增厚,与下咽软组织相延续。下咽软组织影及增厚食管管壁增强后呈不均匀强化。

2.2021年5月1日下咽肿物病理活检

双侧下咽高分化鳞状细胞癌,CK5/6(＋),p53(弥漫＋),Ki-67(LI 60％)。

3.2021年5月10日电子喉镜检查

下咽后壁、梨状窝、环后均可见菜花样新生物,喉入口狭窄,声带未见明显的新生物(图 2-1)。

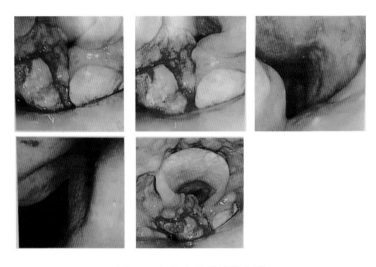

图 2-1　初诊电子喉镜检查图

4.2021年5月13日PET-CT检查

下咽部软组织肿块代谢增高,病灶侵犯食管上段并与之分界不清,符合恶性肿瘤性病变;双侧颈部Ⅱ区及右侧颈部Ⅲ区多发淋巴结,代谢增高,考虑恶性肿瘤性病变转移;余探测部位未见明显恶性肿瘤性病变征象(图 2-2、图 2-3)。

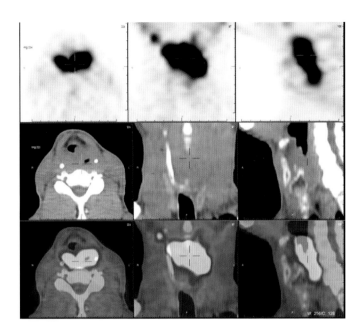

图 2-2　初诊 PET-CT 检查喉原发灶影像

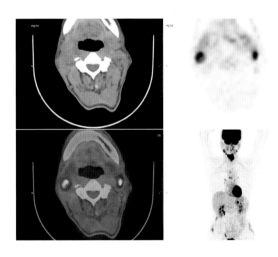

图 2-3　初诊 PET-CT 检查颈部淋巴结影像

5.2021 年 5 月 15 日颈部 MRI 检查

双侧杓状会厌襞-梨状窝-环状软骨后方团块影,增强后明显强化,考虑恶性肿瘤性病变,可疑食管起始部受累;双侧颈部多发增大淋巴结,部分淋巴结中心坏死(图 2-4)。

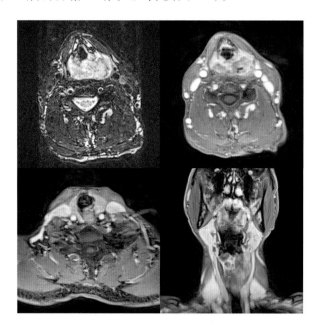

图 2-4　初诊颈部 MRI 检查影像

【病例讨论】

1. 第一次 MDT 讨论

讨论时间:2021 年 5 月 12 日。

讨论科室:病理科、影像科、耳鼻咽喉头颈外科、肿瘤科。

讨论意见:

病理科:结合患者外院 HE 切片形态学特征和免疫组化结果

CK5/6(＋),符合下咽鳞状细胞癌。

影像科:结合 MRI、电子喉镜和 PET-CT,此患者下咽肿瘤侵犯周围多个重要结构,包括双侧杓状会厌襞、左侧甲状软骨和颈段食管,与左侧颈动脉关系密切,双侧颈部 MRI 和 PET-CT 均显示有肿大淋巴结,考虑为淋巴结转移,为局部分期偏晚的肿瘤。

耳鼻咽喉头颈外科:患者为局部晚期下咽癌,病变巨大,侵犯下咽多个亚结构,包括双侧杓状会厌襞、双侧梨状窝、左侧甲状软骨、颈段食管,咽后壁可疑受侵,左侧颈动脉受压外移但不一定受侵,直接手术治疗需要全喉＋全下咽＋全食管切除,创伤大,术后并发症多,且术后复发风险高,但生活质量不高。如果能通过新辅助治疗缩小肿瘤后再行手术治疗,可能会减少术后并发症,降低术后复发风险。

肿瘤科:对于包含下咽癌在内的局部晚期头颈部鳞状细胞癌,新辅助化疗可以缩小肿瘤达到降期目的,从而提高手术切除率,虽然对是否改善远期生存率尚不明确,但可以提高近期疗效。新辅助免疫联合化疗有可能进一步提高单纯新辅助化疗的效果而改善远期生存率,可能是今后的发展方向。目前我科正在进行一项新辅助化疗联合卡瑞利珠单抗治疗局部晚期头颈部鳞状细胞癌的 II 期临床研究,如果患者有意愿,可以入组治疗。

诊断:下咽高分化鳞状细胞癌 $cT_{4a}N_{2c}M_0$(IV_A 期,侵犯颈段食管、甲状软骨)(参照 AJCC 第 8 版癌症分期)。

治疗过程:按照 MDT 讨论意见,建议患者入组头颈部鳞状细胞癌新辅助免疫联合化疗临床试验,在充分沟通并签署知情同意书后,于 2021 年 5 月 19 日至 2021 年 7 月 3 日完成白蛋白紫杉醇(260 mg/m²,第一天)＋顺铂(75 mg/m²,分三天)＋卡瑞利珠单抗(200 mg,第一天)治疗3个周期。患者完成第1周期后咽痛和吞咽困难均明显缓解,第3周期后可正常进食。

2021年7月6日复查颈部MRI:对比治疗前MRI图像,下咽及食管软组织影较前明显缩小,强化程度减低。原双侧颈部肿大淋巴结明显缩小(图2-5)。

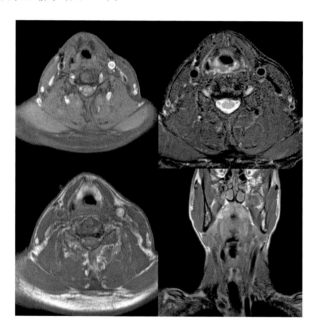

图 2-5 新辅助免疫联合化疗后 MRI 影像

2. 第二次 MDT 讨论

讨论时间:2021年7月6日。

讨论科室:影像科、耳鼻咽喉头颈外科、肿瘤科、病理科。

讨论意见:

影像科:此患者治疗后病变消退显著,原有下咽部和颈段食管病变已显示不清,仅在 T2WI 图像残留少许高信号区域,疗效评估至少为临床 PR。

耳鼻咽喉头颈外科:MRI 显示,新辅助免疫联合化疗后病灶消退明显,下咽和食管结构复现,治疗前肿瘤基本消失。建议复查喉镜和食管镜了解局部情况,若有残留可考虑手术,若无残留,可考虑颈部淋巴结清扫＋下咽部黏膜多点活检。考虑到患者只有 60 岁,过大的手术范围会给其后续生活质量带来重大影响,建议尽量缩小手术范围,术后补充放疗。

肿瘤科:这是一例新辅助治疗效果极佳的病例,治疗前巨大原发肿瘤经过 3 个周期免疫联合化疗后近乎完全消失,症状也得到快速缓解,患者无明显不良反应,生活质量提高,说明新辅助治疗是有效而成功的。至于下一步治疗,可以行内镜检查了解局部情况后再决定,手术或者放疗均可考虑。

治疗过程:

2021 年 7 月 19 日复查电子喉镜:双侧杓状会厌襞-梨状窝-环状软骨-咽后壁黏膜光滑,未见新生物。

2021 年 7 月 20 日复查胃镜:食管黏膜光滑,未见新生物;糜烂性胃炎Ⅲ级。

根据第二次 MDT 讨论意见,于 2021 年 8 月 10 日在我院耳鼻咽喉头颈外科行手术治疗(手术名称:累及大血管的喉癌、下咽癌手术(其他)),术中见杓区及披裂黏膜粗糙,双侧颈部Ⅱ、Ⅲ、Ⅳ区可见肿大淋巴结。

2021 年 8 月 17 日术后病理:(下咽癌治疗后)下咽环后切缘及基底切缘切片上未见癌累及。下咽左侧及右侧切缘切片上未见癌累及。送检：①下咽肿物组织全部取材反复制片，镜下见黏膜组织被覆鳞状上皮，固有层血管扩张充血，切片上未见癌残留；②左侧Ⅱ、Ⅲ、Ⅳ区颈部淋巴结（38枚）切片上未见癌转移及化疗后改变；③右侧Ⅱ、Ⅲ、Ⅳ区颈部共检出淋巴结15枚，其中1枚查见大量角化物及散在多核巨细胞，未见明确癌残留，符合化疗后改变，其余14枚未见癌转移及化疗后反应。免疫组化染色示13号淋巴结：PCK（示残余角化物），p40（－）。

该患者于2021年9月6日至2021年10月15日在我院肿瘤中心行下咽＋颈部调强放疗（IMRT）：PCTV＝45 Gy/30 F，PGTVtb＝60 Gy/30 F。过程顺利。

【要点总结】

对于局部晚期下咽癌，传统的治疗模式为以手术为主，术后根据手术和病理情况酌情补充放化疗。此治疗模式与根治性放化疗相比获得了较高的生存率和较低的复发率，但代价是牺牲了个人的生活质量。术后大多数患者不能保喉，需要永久性气管造瘘，患者从此失去发音功能，工作和社交需求也很难得到满足。为了克服手术治疗的缺陷，国外进行了多项对比手术和根治性同步放化疗的研究，结果表明根治性同步放化疗相比手术治疗生存率相似，保喉率更高，但部分患者须承受较为严重的晚期放疗反应。近年来，放化疗联合手术的综合治疗模式得到越来越多的探索。术前先行新辅助治疗或放化疗降期，再根据新辅助治疗反应情况行手术切除：对于新辅助治疗效果不佳的，行手术切除；对于新辅助治疗肿瘤消退接近完全缓解的，行根治性放化疗。这种治疗模式基于肿瘤的放化疗敏感性,对于放化疗敏感的患者,其接受根治性放化疗后的远期生存率和复发率均不低于手术治疗,同时还保留了喉功能,减少了严重的晚期放疗反应,保障了患者的生活质量。因此,其是一种较为合理且有效的治疗模式。

目前免疫治疗已应用于多种实体瘤的综合治疗中或正在开展临床试验。在已经发表的研究中,大多数为阳性结果,提示免疫治疗在实体瘤中的治疗作用是广谱的。在局部晚期下咽癌中,我院目前正在进行一项新辅助免疫联合化疗临床试验,初步研究数据表明降期作用显著。

本病例患者为 60 岁男性,下咽高分化鳞状细胞癌 $cT_{4a}N_{2c}M_0$(ⅣA 期,侵犯颈段食管、甲状软骨)。肿瘤外侵明显,如果行手术治疗,不仅需要全喉全下咽切除,还需要全食管切除,创伤巨大,术后并发症多,生活质量极低。入组新辅助免疫联合化疗临床试验后,3 个周期治疗效果满意,临床评估肿瘤接近完全缓解(CR)。本病例采用了保留器官的手术方式,术后原发肿瘤部位多点活检均未找到肿瘤细胞,且颈部淋巴结清扫均为阴性。虽然病理提示完全缓解(目前尚无新辅助免疫联合化疗后达完全缓解患者的复发数据),但化疗联合免疫治疗的本质毕竟是新辅助治疗,因此后续的局部放疗仍然是必要的。

本病例患者的治疗充分体现了多学科合作的优势。基于肿瘤的分期和生物学特性,充分利用多种治疗手段的优点和长处,既达到治好肿瘤的目标,又保留了患者的器官功能,保证了满意的生活质量,这正是精准医学的精髓所在。新治疗手段的加入将使多学科合作模式下个性化综合治疗的优势得到越来越多的体现。

参考文献

[1] 张宗敏,唐平章,徐震纲,等.下咽鳞癌不同治疗方案的临床分析[J].中华肿瘤杂志,2005,27(1):51-54.

[2] 徐漫彬,陈伟正,杨熙鸿,等.手术为主与放疗为主综合治疗局部晚期下咽癌的疗效评价[J].肿瘤学杂志,2014,20(4):305-310.

[3] 刘茜,罗京伟.非手术治疗在局部晚期下咽癌治疗中的作用和地位[J].癌症进展,2020,18(23):2377-2381,2471.

[4] 罗希,易俊林.局部晚期下咽癌综合治疗进展[J].中华放射肿瘤学杂志,2020,29(7):578-582.

[5] 陶磊,周梁,张明,等.下咽癌预后改变及原因分析:单中心2003—2007年与2010—2014年两个五年间数据对比[J].中华耳鼻咽喉头颈外科杂志,2020,55(2):116-124.

[6] Luo X, Huang X D, Liu S Y, et al. Response-adapted treatment following radiotherapy in patients with resectable locally advanced hypopharyngeal carcinoma [J]. JAMA Netw Open,2022,5(2):e220165.

[7] Meulemans J, Couvreur F, Beckers E, et al. Oncologic and functional outcomes after primary and salvage laryngopharyngoesophagectomy with gastric pull-up reconstruction for locally advanced hypopharyngeal squamous cell carcinoma[J]. Front Oncol,2019,9:735.

（杨劲松　周彦　张小萌　杨成章　杨坤禹）

病例 3 下咽癌伴发食管癌

【病例简介】

现病史:患者于 2021 年 5 月无意中发现右颈部肿物,无红肿热痛,无鼻塞、耳鸣、耳闭及视力改变,无头痛、回吸性血涕,无发热、咳嗽咳痰、胸闷及胸痛。2021 年 6 月 1 日行电子鼻咽喉镜示下咽肿物并取活检,病检示(咽部肿物)黏膜鳞状细胞癌;胸部及上腹部 CT 平扫+增强扫描示食管中段管壁增厚伴异常强化,考虑肿瘤性病变可能性大。为求进一步诊疗,患者来我院就诊。

既往史:高血压、糖尿病、癫痫,规律服用药物,病情控制可。

家族史:无特殊。

个人史:吸烟 30 年,平均每日 20 支;无饮酒史。

体检阳性体征与重要阴性体征:KPS 评分为 90 分,右侧颈部可触及 3 cm×3 cm 大小淋巴结,质硬,活动度差。

【影像学及实验室检查】

1. 2021 年 5 月 28 日电子喉镜检查

见下咽肿物。

2. 2021 年 6 月 8 日下咽肿物病理活检

(咽部)中分化鳞状细胞癌。

3. 2021 年 6 月 10 日电子胃镜检查

①食管中段新生物(活检定性);②咽部新生物(图 3-1)。

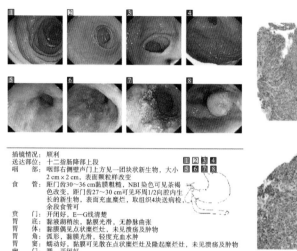

插镜情况：顺利
送达部位：十二指肠降部上段
咽　　部：咽部右侧壁声门上方见一团块状新生物，大小
　　　　　2 cm×2 cm，表面颗粒样改变
食　　管：距门齿30～36 cm黏膜粗糙，NBI染色可见茶褐
　　　　　色改变，距门齿27～30 cm可见环周1/2向腔内生
　　　　　长的新生物，表面充血糜烂，取组织4块送送病检，
　　　　　余段食管可
贲　　门：开闭好，E—G线清楚
胃　　底：黏液湖稍浊，黏膜光滑，无静脉曲张
胃　　体：黏膜偶见点状糜烂灶，未见溃疡及肿物
胃　　角：弧形，黏膜光滑，轻度充血水肿
胃　　窦：蠕动好，黏膜可见散在点状糜烂灶及隆起糜烂灶，未见溃疡及肿物
幽　　门：圆，开闭好
球　　部：球腔形态正常，黏膜未见异常
降部上段：黏膜未见异常

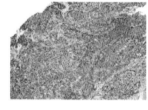

图 3-1　胃镜检查及活检病理图

4. 2021 年 6 月 11 日食管中段新生物病理活检

（食管中段活检组织）中分化鳞状细胞癌。

5. 2021 年 6 月 10 日超声胃镜检查

食管中下段浸润性病变（$T_{1b\sim2}N_1$?）（图 3-2）。

6. 2021 年 6 月 11 日全身 PET-CT 检查

①口咽-喉咽右侧壁软组织增厚，代谢异常增高，会厌前间隙受压变浅，符合恶性肿瘤性病变征象；右颈部Ⅱ、Ⅲ区淋巴结代谢异常增高，其中Ⅱ区淋巴结肿大伴坏死，考虑为转移性病变。②食管中段管壁增厚，代谢异常增高，符合食管癌征象。③左颈部Ⅲ区淋巴结代谢增高（图 3-3）。

7. 2021 年 6 月 9 日喉咽＋颈部增强 MRI 检查

右侧下咽部软组织增厚、强化，多考虑下咽癌，合并右侧颈部

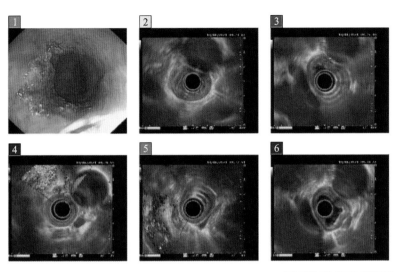

超声白光：距门齿27～30 cm处食管壁可见半环周新生物，表面溃烂，镜身通过
超声内镜：于贲门处开始扫查食管，距门齿27～40 cm食管壁呈不规则增厚，其中距门齿35～40 cm处全层结构层次消失，呈均匀环周低回声增厚，外膜层次完整，余中上段食管黏膜层次以黏膜层至黏膜下层明显增厚，较大切面大小为6.6 cm，病变食管旁纵隔内可探及2枚低回声结节，较大切面大小约15.3 mm，肾上腺旁未见明显肿大淋巴结

图 3-2　超声内镜分期检查图

淋巴结转移，右侧胸锁乳突肌侵犯(图 3-4)。

8. 2021 年 6 月 15 日、2021 年 7 月 8 日行 TP 方案化疗联合卡瑞利珠单抗 200 mg 免疫治疗 2 个周期，复查喉咽＋颈部增强 MRI

对比前片：①右侧下咽部软组织增厚、强化较前明显减轻，多为肿瘤性病变治疗后改变。②右侧颈部淋巴结转移，较前明显减小；右侧胸锁乳突肌受累较前减轻(图 3-5)。

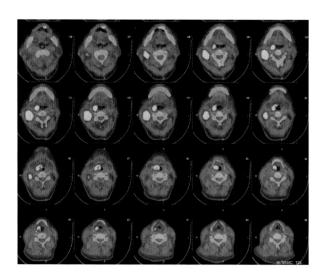

图 3-3　PET-CT 分期检查影像

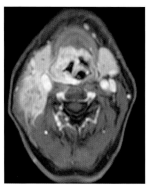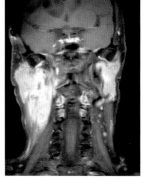

图 3-4　MRI 提示肿瘤局部侵犯及颈部淋巴结转移

9. 2021 年 6 月 15 日、2021 年 7 月 8 日行 TP 方案化疗联合卡瑞利珠单抗 200 mg 免疫治疗 2 个周期，复查肺部 CT

对比前片：①食管中段管壁稍增厚，较前相仿。②纵隔内多发小淋巴结，转移待排，较前相仿。

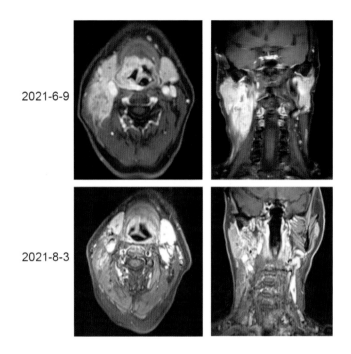

2021-6-9

2021-8-3

图 3-5 化疗 2 个周期后疗效评估

诊断：

(1)下咽癌 $cT_4N_3M_0$

(2)食管中下段鳞状细胞癌 $cT_{1b\sim2}N_1$？M_0

(3)高血压

(4)2 型糖尿病

(5)癫痫

【病例讨论】

讨论时间：2021 年 8 月 18 日。

讨论目的：患者经 2 个周期新辅助化疗＋免疫治疗后疗效为

部分缓解(PR),目前是否有手术机会?

讨论科室:病理科、影像科、耳鼻咽喉头颈外科、肿瘤科。

讨论意见:

病理科:患者咽部及食管中段活检组织行 HE 染色,图片示典型的鳞状细胞癌特征,病理诊断明确。由于下咽与食管中段解剖上不相邻,考虑为同时性双原发肿瘤。

影像科:该患者右侧梨状窝前侧后壁、杓状会厌襞、会厌及右侧声带显著增厚,增强扫描可见显著不均匀强化,会厌前间隙受压变浅;右颈部Ⅱ、Ⅲ区多发肿大、融合淋巴结,增强扫描可见不均匀显著强化,右侧颈部动静脉显示不清;融合淋巴结与右侧胸锁乳突肌分界不清,右侧胸锁乳突肌可见强化。

耳鼻咽喉头颈外科:该患者有长期吸烟史,是下咽癌及食管癌的高危人群。给予新辅助治疗后疗效显著,无论是下咽原发病灶还是淋巴结转移均明显缩小。从患者初诊时的电子喉镜结果来看,患者梨状窝肿物已侵犯口咽、会厌、喉、披裂、室带,手术很难保留发音功能;患者颈部淋巴结已侵犯血管及胸锁乳突肌,颈部淋巴结清扫难度大,请影像科医生帮助评估病灶侵犯范围。

肿瘤科:患者下咽癌同时合并食管中段鳞状细胞癌,是双原发肿瘤中比较常见的类型,考虑到该患者下咽和食管病灶均是局部晚期病变,给予 2 个周期 TP 方案化疗联合免疫治疗。患者目前疗效评价为 PR,手术切除难度仍然较大,可继续行 2 个周期化疗＋免疫治疗,再行局部放疗,后续单用免疫治疗维持。

总结:患者确诊为下咽癌伴发食管中段鳞状细胞癌,两种肿瘤均为局部晚期,2 个周期新辅助治疗后病变退缩明显,但手术难度仍较大,经 MDT 讨论,拟续行 2 个周期化疗联合免疫治疗后行局部放疗,后续通过免疫治疗维持,以期获得更好的生存获益及生活质量。

治疗过程及结局:患者于 2021 年 8 月 4 日、2021 年 8 月 27 日行 TP 方案化疗联合卡瑞利珠单抗 200 mg 免疫治疗 2 个周期。

患者因个人原因未按期返院。

患者于 2021 年 10 月 13 日返院,复查下咽病灶疗效评价为 PR,食管病灶疗效评价为 SD(疾病稳定),于 2021 年 10 月 19 日起对下咽和食管行分野同时放疗。下咽＋颈部病灶:GTV＝70 Gy/30 F,GTVnd＝68 Gy/30 F,CTV1＝66 Gy/30 F,CTV2＝60 Gy/30 F。食管病灶:GTV＝60 Gy/30 F。其间于 10 月 20 日、11 月 10 日、11 月 30 日行卡瑞利珠单抗 200 mg 免疫治疗 3 个周期。放疗结束后患者出院,告知患者按期返院行免疫治疗及复查。

患者后续未复诊。

【要点总结】

多原发癌是指人体同一或不同器官同时或先后发生 2 个及以上原发性肿瘤。其定义如下:①每个肿瘤经组织病理学证实为恶性;②肿瘤发生在不同部位或器官,互不相连(病灶间有正常的组织分隔);③明确排除转移或复发。根据间隔时间可分为同时性和异时性,前者指各原发癌在 6 个月以内完成诊断,后者指第一原发癌诊断 6 个月后其他原发癌获得诊断。

下咽癌患者大部分有长期吸烟、酗酒史,长期烟酒刺激可造成多种恶性肿瘤的发生,因此下咽癌易伴发多原发癌。而其中最常见的伴发癌为食管癌,文献报道下咽癌伴有同时性食管原发癌的发生率为 $14.3\%\sim37.5\%$。对于下咽癌患者,进行胃镜检查明确食管是否有病变尤为重要。同时性下咽与食管多原发癌的发生率以食管癌为研究对象时为 $2.3\%\sim8.4\%$,因此,专家建议食管癌患者首诊时常规行下咽癌筛查。下咽癌与食管癌共病时预后很差。一项回顾性研究发现:下咽癌患者 5 年生存率为 $38.96\%(90/231)$;伴同时性食管癌 62 例,5 年生存率为 27.42% $(17/62)$;不伴同时性食管癌 169 例,5 年生存率为 43.20% $(73/169)(\chi^2=4.747, P=0.029)$。下咽癌伴同时性食管癌风险高,是影响患者生存率的重要因素。研究者对其同时发生的机制及患者特征进行了探索。

多原发癌的癌变机制尚未达成共识,目前 Slaughter 等提出的"区域癌化"学说被学者广泛接受。区域癌化是指下咽与食管作为一个癌化的整体,解剖上邻近,黏膜上皮均为鳞状上皮,在外界烟酒等致癌因素的长期刺激下转化为癌前细胞,并通过克隆增殖进一步形成癌前区域,最终形成相互独立、位置分隔的恶性肿瘤。

近年的一项生信分析表明,调控下咽癌伴发食管癌的信号通路涉及细胞外基质相互作用、胶原代谢、上皮发生、细胞黏附和 PI3K/Akt 通路,其中 hsa-miR-29c-3p、hsa-miR-29a-3p 和 hsa-miR-29b-3p 是对相关基因调控较显著的 3 个 miRNAs。期待有更多的研究探索下咽癌伴发食管癌的分子机制。

唐曦平等报道 36 例下咽癌共病食管癌患者中位年龄为 56.5

岁(47.3～62.5岁),男性32例(88.9％),有吸烟史25例(69.4％),有饮酒史24例(66.7％)。年龄较大、男性、吸烟史及饮酒史是下咽癌同时合并食管癌患者的重要临床特点,这也提示我们应重点关注这部分人群,早发现早干预。

因此,下咽癌患者应早期行胃镜检查,食管癌患者首诊行食管内镜检查时应常规检查下咽部,或由耳鼻咽喉头颈外科医生行咽喉镜检查,这样可以显著提高同时性下咽癌合并食管癌的检出率,更早地发现病变并进行干预,有助于临床制订个体化治疗方案以提高患者的生存率。

参考文献

[1] 中国抗癌协会食管癌专业委员会,中国下咽与食管癌协同诊疗工作组.下咽与食管多原发癌筛查诊治中国专家共识[J].中华外科杂志,2020,58(8):589-595.

[2] Huang Y W, Wang Y P, Lee T L, et al. Image-enhanced endoscopy for detection of second primary esophageal neoplasms in patients with hypopharyngeal cancer: prevalence, risk factors, and characteristics[J]. J Chin Med Assoc, 2021, 84(10):963-968.

[3] 庄惠军,陈进忠,姚礼庆,等.下咽癌行早期胃镜检查的临床价值研究[J].中华消化内镜杂志,2021,38(2):133-137.

[4] Slaughter D P, Southwick H W, Smejkal W. Field cancerization in oral stratified squamous epithelium;clinical implications of multicentric origin[J]. Cancer, 1953, 6(5):

963-968.

[5] Zhou R,Liu D H,Zhu J,et al. Common gene signatures and key pathways in hypopharyngeal and esophageal squamous cell carcinoma:evidence from bioinformatic analysis[J]. Medicine(Baltimore),2020,99(42):e22434.

[6] 唐曦平,刘爱群,刘立义,等.胃镜检查在下咽癌共病食管癌中的重要性评价及其临床特点分析[J].中国癌症杂志,2020,30(8):626-631.

（石亮亮　夏芸　洪晓华　邹枕玮　彭纲）

病例 4 HPV 相关口咽癌新辅助免疫联合化疗

【病例简介】

现病史:患者诉半个月前无明显诱因出现口腔间断性出血,色鲜红,总量约 200 mL,于当地医院就诊口含止血药后止血,无吞咽异物感,咬合关系可。2021 年 11 月 19 日于山西白求恩医院行舌根肿物切除送检病理提示右侧舌根鳞状细胞癌Ⅲ级,未见明确脉管及神经侵犯。现患者为求进一步诊治于我科就诊,门诊以"舌根癌"收治。

既往史及家族史:无特殊。

个人史:既往有少量吸烟史,无饮酒史。

【影像学及实验室检查】

1. 喉镜及病理检查

肉眼所见:右侧舌根肿物切除标本,灰白色、灰红色组织多块,总体积 1.5 cm×1 cm×0.3 cm(图 4-1)。

镜下所见:如图 4-2 所示。

右侧舌根肿物:鳞状细胞癌Ⅲ级,未见明确脉管内癌栓及神经侵犯。

2. PET-CT 检查

右侧舌根见结节状代谢增高病灶(图 4-3)。

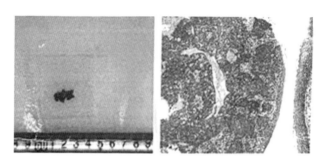

图 4-1　右侧舌根肿物及病理检查结果

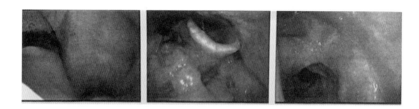

镜下描述：
鼻咽部黏膜光滑，右侧舌根新生物、表面溃疡形成，见血迹，会厌及会厌谷未见异常，双侧梨状窝黏膜光滑，双侧声带光滑、活动闭合好。

图 4-2　喉镜检查结果

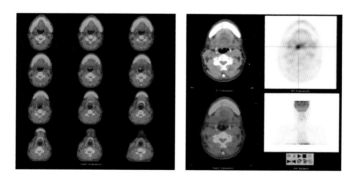

图 4-3　PET-CT 检查影像

3. 颈部 MRI 检查

舌根软组织增厚并明显强化(图 4-4)。

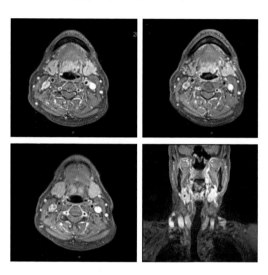

图 4-4 MRI 检查影像

4. 病理会诊及 p16 检测

(右侧舌根)非角化性鳞状细胞癌,结合免疫表型,符合 HPV 阳性的鳞状细胞癌;切片上未见明确脉管内癌栓及神经侵犯。

免疫组化染色示肿瘤细胞:p16($+$),p63($+$),p53($<5\%$弱$+$),Ki-67(LI 约 70%)。

诊断:

舌根鳞状细胞癌 T_3(侵及会厌)N_1M_0 p16($+$)II 期

【病例讨论】

1. 第一次 MDT 讨论

讨论科室:影像科、病理科、耳鼻咽喉头颈外科、肿瘤科。

讨论意见:

影像科:患者病灶为右侧舌根,原发病灶侵犯超过中线,长径约2.8 cm,并侵及会厌。右颈部淋巴结1枚短径超过1 cm,考虑为阳性淋巴结,其余未见明显肿大淋巴结。因此分期可为$T_3N_1M_0$。

病理科:患者镜下形态为非角化性鳞状细胞癌,肿瘤细胞高核质比,间质富含淋巴细胞,p16免疫组化染色显示大于70%的肿瘤细胞呈现弥漫而强的核质染色,根据口咽癌的p16免疫组化染色判读标准,p16为阳性表达。因此,本例患者无论是组织形态还是免疫表型,均符合典型的口咽HPV阳性的鳞状细胞癌。

耳鼻咽喉头颈外科:患者因考虑为HPV相关口咽癌,对放化疗都比较敏感,按照目前的治疗原则及指南推荐,患者可行同步放化疗,也可以行手术直接治疗,但患者为舌根部肿瘤,行手术切除可能会影响其吞咽功能。对于局部晚期的HPV相关口咽癌,目前新辅助免疫治疗也有很多探索,可以尝试新辅助治疗后再行进一步治疗。

肿瘤科:患者目前诊断明确为舌根鳞状细胞癌T_3(侵及会厌)N_1M_0 p16(+)Ⅱ期,国际指南及国内指南均推荐行同步放化疗,但2020年及2021年美国临床肿瘤学会(ASCO)会议均报道了新辅助免疫治疗的数据,都取得了良好的反应率,病理学完全缓解(pCR)率在40%左右。因此对于该局部晚期的舌根癌患者,可以进行新辅助免疫联合化疗,待肿瘤退缩后再行下一步MDT讨论。

治疗过程及结局:2021年12月15日至2022年1月29日新

辅助免疫联合化疗 3 个周期后复查 MRI:影像学评估为大部分缓解(PR),会咽部肿瘤影像学已完全消失,评价为完全缓解(CR)(图 4-5)。

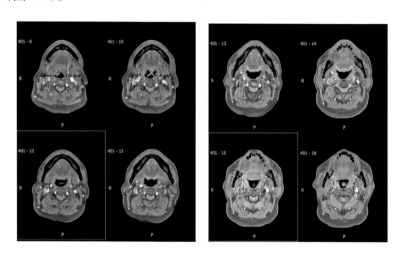

图 4-5 新辅助免疫联合化疗后 MRI 影像

2. 第二次 MDT 讨论

讨论科室:影像科、病理科、耳鼻咽喉头颈外科、肿瘤科。

讨论意见:

影像科:患者原发病灶及淋巴结均较前明显缩小,舌根部位可以评估为影像学 CR,淋巴结评估为大 PR。

病理科:患者影像学评估为大 PR,经过新辅助免疫联合化疗,肿瘤退缩为 90%,下一步可以行同步放化疗,也可以尝试行缩小手术范围的手术治疗。

耳鼻咽喉头颈外科:患者经过免疫治疗及化疗后,可见肿瘤明显退缩,如果行手术切除,手术范围按原则应为初始范围,但是仍然会给患者带来手术创伤,导致吞咽障碍,而且新辅助治疗的保留患者功能、提高患者生活质量的目的就无法达到。因此，建议患者行同步放化疗。

肿瘤科：虽然针对 p16 阳性的口咽癌，目前国际、国内都还在探索行降低放疗剂量的同步放化疗，但是证据级别仍然大部分为Ⅱ期临床，大规模多中心的临床研究仍然没有明确证据，高剂量的同步放化疗仍然耐受性差。建议患者行手术的多点活检，以明确病理学反应，然后根据切缘类型行下一步治疗。

治疗过程及结局：

手术治疗：2022 年 3 月 8 日行右侧扁桃体及舌根切除活检术。

病理发现：右侧扁桃体下极及右侧舌根呈结节样突起新生物，表面欠光滑。

主要手术步骤：经口置入支撑喉镜，暴露右侧舌根，见上述病理。显微镜下加长 70 号等离子刀辅助下缘肿瘤边缘外 8 mm 整块切除舌根新生物送病检，于肿块游离缘前、后、左、右及基底切缘切取安全切缘送病检。

术后病理：①右侧舌根肿瘤；②右侧舌根前切缘；③右侧舌根后切缘；④右侧舌根左切缘；⑤右侧舌根右切缘；⑥右侧舌根基底切缘。

（舌根鳞状细胞癌新辅助化疗及免疫治疗后）

①（右侧舌根）送检标本全部取材制片，镜下为呈慢性炎症改变的黏膜组织伴淋巴组织增生，余无特殊所见。

②（右侧舌根前、后、左、右及基底切缘）切片上未见癌累及。

术后病理提示为 pCR，未见肿瘤细胞残留（图 4-6）。

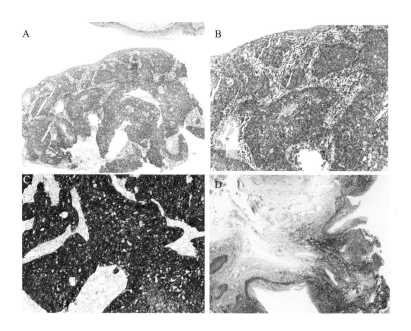

图 4-6　舌根鳞状细胞癌新辅助化疗及免疫治疗前后的镜下形态

A、B.治疗前肿瘤组织位于黏膜上皮下,为非角化性鳞状细胞癌,肿瘤细胞高核质比,间质富含淋巴细胞;C.肿瘤细胞弥漫强表达 p16,定位于细胞核及细胞质(EnVision 法,200×);D.治疗后原瘤床区纤维组织增生伴淋巴细胞浸润,未见癌残留(HE 染色,40×)

3.第三次 MDT 讨论

讨论科室:病理科、影像科、耳鼻咽喉头颈外科、肿瘤科。

讨论意见:

病理科:复查切片,原瘤床区镜下见大量淋巴细胞浸润伴纤维组织增生,未见癌残留;送检切缘也未见癌累及。

影像科:可以对患者行局部 PET-CT 检查来检测是否有术后肿瘤残留,更好地评判肿瘤的残留情况。

耳鼻咽喉头颈外科:患者在术中见扁桃体及舌根光滑,未见肿瘤残留。行术中多点活检冷冻切片呈阴性,术后常规病理也呈阴性,新辅助免疫联合化疗取得了良好的疗效。为了保全患者吞咽功能,提高患者生活质量,未行肿瘤扩大切除。建议患者行术后辅助放化疗。

肿瘤科:患者通过切除及多点活检为 pCR,但未行扩大切除,根据肿瘤退缩的理论有筛状退缩与向心性退缩,无法保证完全真实的 pCR,因此给予术后辅助放疗,可以降低放疗剂量,从而提高患者生活质量。

治疗过程及结局:术后 PET-CT 检查示鼻咽部未见明显放射性分布异常浓聚影。双侧筛窦及上颌窦内见软组织密度影,放射性分布未见异常浓聚。舌根呈术后改变,局部未见放射性分布异常浓聚影(前次:右侧舌根软组织稍增厚,放射性分布明显异常浓聚,SUV_{max} 7.1);余鼻咽部未见明显放射性分布异常浓聚影。右颈部 II_A 区见淋巴结,大小约 0.5 cm×0.8 cm,放射性分布未见异常浓聚(前次:右侧颈部 II_A 区见肿大淋巴结,大小约 1.1 cm×0.8 cm,放射性分布异常浓聚,SUV_{max} 4.6);余双侧颈部多发小淋巴结,放射性分布未见明显异常浓聚。余双侧颌面部及颈部组织结构放射性分布未见明显异常浓聚。

术后放疗:PCTV=50 Gy/25 F(扁桃体,舌根,双侧颈部 II、III、IV 区淋巴结引流区)。

【要点总结】

该患者为一例 HPV 相关口咽鳞状细胞癌,对于高龄患者来讲,头颈癌通常与大量吸烟或喝酒有关。过去,口咽癌的主要危险因素是吸烟和酗酒。癌症通常发生在 60～80 岁之间,而且很难治疗,死亡率在 50%～60% 之间。相比之下,HPV 相关的咽喉癌发病年龄较小,通常在 40～70 岁之间,而且患者通常没有或很少有吸烟或酗酒史。近年来,头颈癌在全球范围内呈缓慢下降趋势,部分原因是减少了烟草的使用。由 HPV16 引起或与 HPV 相关的口咽癌病例正在逐年增加,尤其是在北美和北欧的年轻人中。在美国,被诊断为 HPV 阳性口咽癌的头颈癌比例从 1980 年的 16.3% 上升到 2000 年的 72.7% 以上,这些 HPV 阳性口咽癌是因口腔性接触(oral-sex)导致,这也说明了口腔性接触感染 HPV 后,通常有 10～30 年的潜伏期。包括口咽癌在内的头颈癌与疼痛、功能障碍、社会心理困扰以及死亡相关,最近的研究进展已经使其治疗和预后取得了实质性进展,免疫检查点抑制剂如 PD-1、PD-L1 抑制剂的使用,对复发性和转移性头颈癌患者产生了显著的益处。多个肿瘤中心对新辅助免疫治疗进行了探索,诸多小样本的临床研究表明,新辅助免疫联合化疗可以显著提高手术的 pCR 率。另外,手术标准疗法的改进,如微创手术、保留器官的外科手术技术,以及放疗的进步等,大大增加了头颈癌患者的器官功能性保存,显著降低了死亡率。但是,新辅助免疫联合化疗后的治疗模式仍有一些问题亟待解决:新辅助治疗后患者病灶完全缓解后,如何界定手术范围? 如果按照化疗前的范围进行切除,患者的器官功能难以保留,损伤较大;如果按照化疗缩小的范围进行切除,不能保证退缩的组织中完全没有肿瘤,容易造成肿瘤遗漏,增高局部复发的概率。此类患者的术后放疗也面临剂量问题,按照局部晚期新辅助治疗及术后的放疗规范,瘤床需要高危剂量 60 Gy 放疗,预防区域给予 50～54 Gy 低剂量放疗,但新辅助免疫联合化疗后,手术病理达 pCR 的患者,特别是 p16 阳性的患者,对放疗更加敏感,目前国内外都在尝试探索降低 p16 阳性患者的放疗剂量,是否需要高剂量的预防照射,仍然值得继续探索。在免疫治疗时代,新辅助治疗除了缩小肿瘤手术范围,免疫治疗的长拖尾效应,如何在新辅助治疗模式下更好地为患者带来生存获益及提高生活质量,仍然是需要进一步研究的课题。

参考文献

[1] Hawkins P G, Mierzwa M L, Bellile E, et al. Impact of American Joint Committee on Cancer Eighth Edition clinical stage and smoking history on oncologic outcomes in human papillomavirus-associated oropharyngeal squamous cell carcinoma[J]. Head Neck, 2019, 41(4):857-864.

[2] Panarese I, Aquino G, Ronchi A, et al. Oral and oropharyngeal squamous cell carcinoma: prognostic and predictive parameters in the etiopathogenetic route [J]. Expert Rev Anticancer Ther, 2019, 19(2):105-119.

[3] Lechien J R, Seminerio I, Descamps G, et al. Impact of HPV infection on the immune system in oropharyngeal and non-oropharyngeal squamous cell carcinoma: a systematic review[J]. Cells, 2019, 8(9):1061.

[4] Bauer E, Mazul A, Chernock R, et al. Extranodal extension

is a strong prognosticator in HPV-positive oropharyngeal squamous cell carcinoma[J]. Laryngoscope,2020,130(4): 939-945.

[5] Klein S,Quaas A,Quantius J,et al. Deep learning predicts HPV association in oropharyngeal squamous cell carcinomas and identifies patients with a favorable prognosis using regular H&E stains[J]. Clin Cancer Res, 2021,27(4):1131-1138.

[6] Shu C A,Grigg C,Chiuzan C,et al. Neoadjuvant atezolizumab plus chemotherapy in resectable non-small cell lung cancer (NSCLC)[J]. J Clin Oncol,2018,36(15 Suppl):8532.

[7] Nichols A C, Lang P, Prisman E, et al. Treatment de-escalation for HPV-associated oropharyngeal squamous cell carcinoma with radiotherapy vs. trans-oral surgery (ORATOR2):study protocol for a randomized phase II trial[J]. BMC Cancer,2020,20(1):125.

[8] Nichols A C, Theurer J, Prisman E, et al. Radiotherapy versus transoral robotic surgery and neck dissection for oropharyngeal squamous cell carcinoma (ORATOR):an open-label, phase 2, randomised trial[J]. Lancet Oncol, 2019,20(10):1349-1359.

（张占洁　韦洁霖　赵学艳　肖桂香　张小萌　贾玉林　杨坤禹）

病例 5 新辅助免疫联合化疗治疗双侧喉鳞状细胞癌后保喉治疗

【病例简介】

现病史:患者 1 年前无明显诱因出现声嘶,呈持续性,伴间断性咳嗽咳痰,无发音困难,无吞咽困难。未给予特殊诊治,因进行性加重,遂于 2021 年 1 月 18 日于门诊行电子喉镜检查,示喉肿物。2021 年 2 月 22 日于我院行支撑喉镜下喉部新生物切除术。术后病检:(右侧声带、前联合)鳞状细胞癌。免疫组化染色示肿瘤细胞:PCK(＋),p40(＋),CK5/6(＋)。

家族史:无特殊。

个人史:重度吸烟史,30 包/年;无饮酒史,无其他特殊病史。

【影像学及实验室检查】

1. 喉镜检查

结果如图 5-1 所示。

2. PET-CT 检查

双侧声带区前部(右侧为著)/前联合区见稍增厚软组织影,见放射性分布浓聚,SUV_{max} 10.7,代谢增高,考虑肿瘤病变可能,余未见肿瘤代谢显像(图 5-2)。

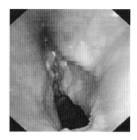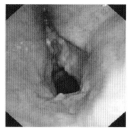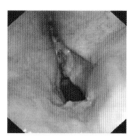

图 5-1　喉镜检查结果

注：双侧喉及前联合病变，以右侧喉为主。

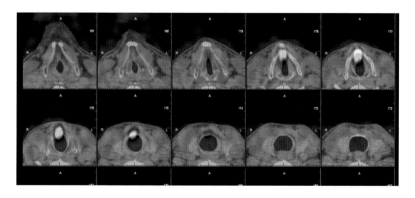

图 5-2　PET-CT 及舌根 MRI 检查影像

注：PET-CT 可见前联合及右侧声带高代谢影。

【病例讨论】

1.第一次 MDT 讨论

讨论科室：影像科、耳鼻咽喉头颈外科、肿瘤科。

讨论意见：

影像科：患者病变主要集中在前联合部位，并在右侧声带有高代谢影。淋巴结及全身未见转移，分期为 $T_2N_0M_0$ 的声门型喉癌。

耳鼻咽喉头颈外科:患者保喉意愿强烈,考虑患者双侧声带高代谢,喉镜亦提示右侧声带及前联合占位,病理提示鳞状细胞癌,若直接手术,患者难以保留发音功能。

肿瘤科:$T_2N_0M_0$ 患者,可给予根治性同步放化疗,保喉可以实现,但患者可能出现远期的不良反应,如吞咽障碍,颈部及喉部肌肉纤维化,导致生活质量下降。且肿瘤分期局部 T_2,在局部治疗中指南更推荐手术治疗。如果患者保喉意愿强烈,可行免疫联合化疗的新辅助治疗,再复查肿瘤退缩情况行肿瘤放化疗。

治疗过程及结局:综合考虑,且与患者沟通后,患者要求行免疫联合化疗的新辅助治疗。

于 2021 年 4 月 2 日及 4 月 23 日行帕博利珠单抗(pembrolizumab)联合白蛋白紫杉醇及顺铂治疗 2 个周期,于 5 月 17 日行喉镜复查提示喉部新生物较前明显缩小(图 5-3)。

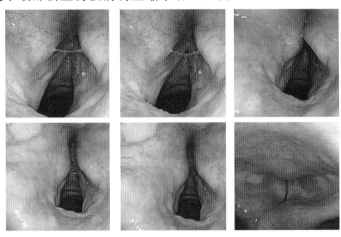

图 5-3 新辅助免疫联合化疗后喉镜检查结果

MRI 检查显示：双侧声带区前部（右侧为著）、前联合稍增厚，呈等 T1 稍长 T2 信号，增强扫描轻度强化，较前缩小（图5-4）。

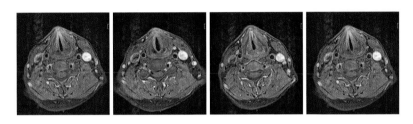

图 5-4　新辅助免疫联合化疗后 MRI 影像

2. 第二次 MDT 讨论

讨论意见：患者的喉部病灶经新辅助免疫联合化疗后明显退缩。关于手术范围是按照初诊肿瘤范围切除还是缩小后肿瘤范围切除，从现有临床证据看，应按照初诊肿瘤范围切除，但是新辅助治疗的保喉目的就无法达到。肿瘤科认为可以先按缩小后肿瘤范围切除，病理科配合术中快速活检，争取最大限度地保留喉功能，并尽量完整切除肿瘤。术后根据病理结果，如果完全切除，进行放疗；如果为 R1 切除，则行同步放化疗。

治疗过程及结局：

手术名称：喉部分切除术＋颈廓清术＋气管切开插管术。

术中可见：双侧声带增厚。

术后病理：送检组织（双侧声带、室带及部分甲状软骨板）全部取材，反复制片，镜下见黏膜下纤维组织增生伴散在炎性细胞浸润，周围骨骼肌组织萎缩并形成多核巨细胞，符合治疗后改变，切片上未见癌残留；（左声门下、右声门下及会厌根部）未见癌累及。

术后病理提示为 pCR,镜下见炎性细胞浸润,未见癌残留(图 5-5)。

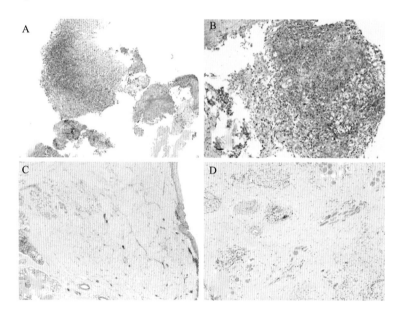

图 5-5　喉肿物新辅助治疗前后组织形态

注:A(HE 染色,40×)和 B(HE 染色,100×)为新辅助治疗前右侧声带及前联合活检组织中部分肿瘤细胞呈梭形,间质炎性细胞丰富。C(HE 染色,40×)和 D(HE 染色,100×)为新辅助治疗后喉部分切除标本原瘤床区纤维组织伴部分炎性细胞浸润,未见癌残留。

患者术后恢复良好,发音功能良好,吞咽功能良好。

3. 第三次 MDT 讨论

讨论意见:患者为 pCR 状态,是否进行术后辅助放疗? 放化疗科认为患者虽然为 pCR,但手术范围有所缩小,建议给予患者 50 Gy 的低剂量放疗,以防局部复发。

治疗过程及结局:于 2021 年 7 月 20 日开始行喉部及颈部的

放疗,放射过程顺利。

截至 2022 年 3 月 1 日复查,患者生活状态良好,发音功能良好,吞咽功能良好,肿瘤控制良好(图 5-6)。

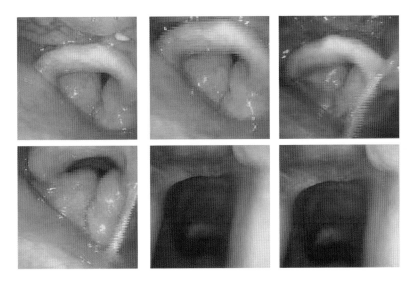

图 5-6 患者放疗后复查喉镜结果

注:喉黏膜光滑,未见新生物,双侧声带运动正常。

【要点总结】

全世界每年约有 177000 例新发喉癌病例,死亡病例约有 94000 例。声门型喉部肿瘤通常表现为声音嘶哑,最常在早期被诊断。局部晚期头颈部鳞状细胞癌在新辅助化疗后,按照化疗缩小后的肿瘤范围进行手术切除,术后的局部复发率较高,因此,目前指南推荐仍按照化疗前的肿瘤范围行手术切除。但是既往的临床研究均为单纯新辅助化疗,且单纯新辅助化疗对头颈部鳞状细胞癌的 pCR 率为 8%～20%,远低于目前的免疫联合化疗的新辅助治疗方案,且因免疫治疗疗效持久的特点,免疫联合化疗的缓解程度更深,残留肿瘤细胞更少。在现有的手术切除模式下,经过新辅助化疗,患者头颈部的功能如吞咽、发音等仍不能得到保留,患者的生活质量受到巨大影响。因此,在不影响患者肿瘤复发及生存的前提下,为了缩小肿瘤的切除范围,尽量保留患者的器官功能,在免疫联合化疗的新辅助治疗后肿瘤明显退缩的模式是值得探索的前沿方向。UCCI-HN-15-01 研究是一项对可切除的、局部晚期头颈部鳞状细胞癌(HNSCC)患者进行帕博利珠单抗(pembrolizumab)新辅助治疗的病理反应及生存研究,共入组 92 例患者,可分析患者 72 例,经过帕博利珠单抗单药新辅助治疗后,进行根治性手术治疗,肿瘤病理退缩超过 20% 的患者占比 40.3%,该部分患者的 12 个月无病生存率为 100%,24 个月无病生存率为 95%,显著优于历史数据。Zinner R 开展的新诊断 Ⅲ~Ⅳ期可切除局部晚期 HNSCC 新辅助免疫联合化疗临床研究共入组 26 例患者,经纳武单抗(nivolumab)联合紫杉醇及卡铂治疗 2 个周期后,经标准根治性手术治疗,术后 pCR 率高达 42%,MPR(病理退缩大于 90%)率达 69%,取得了良好的肿瘤病理缓解率。Hecht M 开展的度伐利尤单抗(durvalumab)＋替西木单抗(tremelimumab)联合 DP 方案新辅助治疗局部晚期的手术切除的 HNSCC 单臂临床研究,共入组 57 例患者,新辅助治疗 1 个周期后进行活检术,pCR 率为 47%,取得了良好的肿瘤病理缓解。本中心开展的一项卡瑞利珠单抗联合紫杉类及铂类化疗的新辅助治疗局部晚期头颈部鳞状细胞癌研究,共入组 30 例患者,其中根治性手术患者 27 例,最终结果显示,新辅助免疫联合化疗肿瘤 ORR 为 95％，MPR 率为 72％，pCR 率为 40％，肿瘤的影像学退缩及病理退缩均比较明显。

目前虽然缺少多中心、大规模的化疗联合 PD-1 抗体新辅助治疗局部晚期 HNSCC 的临床研究数据，但是，多项单中心临床研究显示，免疫联合化疗的新辅助治疗局部晚期 HNSCC 可带来优异的肿瘤临床缓解及病理缓解，并可带来无病生存期和总生存期获益，为缩小肿瘤手术范围创造良好条件，进而在延长患者生存时间的同时，提高患者的生活质量。

参考文献

[1] Siegel R L，Miller K D，Jemal A. Cancer statistics，2020［J］. CA Cancer J Clin，2020，70(1)：7-30.

[2] Gourin C G，Conger B T，Sheils W C，et al. The effect of treatment on survival in patients with advanced laryngeal carcinoma［J］. Laryngoscope，2009，119(7)：1312-1317.

[3] Silver C E，Beitler J J，Shaha A R，et al. Current trends in initial management of laryngeal cancer：the declining use of open surgery［J］. Eur Arch Otorhinolaryngol，2009，266(9)：1333-1352.

[4] Blanchard P，Baujat B，Holostenco V，et al. Meta-analysis of chemotherapy in head and neck cancer(MACH-NC)：a comprehensive analysis by tumour site［J］. Radiother Oncol，2011，100(1)：33-40.

[5] Lorch J H，Goloubeva O，Haddad R I，et al. Induction

chemotherapy with cisplatin and fluorouracil alone or in combination with docetaxel in locally advanced squamous-cell cancer of the head and neck: long-term results of the TAX324 randomised phase 3 trial[J]. Lancet Oncol, 2011, 12(2):153-159.

[6] Vermorken J B, Remenar E, van Herpen C, et al. Cisplatin, fluorouracil, and docetaxel in unresectable head and neck cancer[J]. N Engl J Med, 2007, 357(17):1695-1704.

[7] Licitra L, Grandi C, Guzzo M, et al. Primary chemotherapy in resectable oral cavity squamous cell cancer: a randomized controlled trial[J]. J Clin Oncol, 2003, 21(2):327-333.

[8] Rosell R, Ito M. Neoadjuvant atezolizumab plus chemotherapy in resectable non-small cell lung cancer[J]. Lancet Oncol, 2020, 21(6):736-738.

[9] Blanchard P, Landais C, Petit C, et al. Meta-analysis of chemotherapy in head and neck cancer (MACH-NC): an update on 100 randomized trials and 19248 patients, on behalf of MACH-NC group[J]. Ann Oncol, 2016, 27(Suppl 6): vi 328- vi 350.

[10] Haddad R, O'Neill A, Rabinowits G, et al. Induction chemotherapy followed by concurrent chemoradiotherapy (sequential chemoradiotherapy) versus concurrent chemoradiotherapy alone in locally advanced head and neck cancer (PARADIGM): a randomised phase 3 trial

[J]. Lancet Oncol,2013,14(3):257-264.

[11] Dziegielewski P T, Kang S Y, Ozer E. Transoral robotic surgery(TORS) for laryngeal and hypopharyngeal cancers [J]. J Surg Oncol,2015,112(7):702-706.

（张占洁　周彦　肖桂香　马辉　张小萌　杨坤禹）

病例 6 局部晚期喉癌新辅助治疗

【病例简介】

现病史:患者于 2020 年 12 月初无意间发现右侧颈部包块并进行性增大,2020 年 12 月 28 日于我院门诊行颈部包块彩超示:右侧颈部中上段胸锁乳突肌深面实性病灶,其周边多个淋巴结增大,右侧下颈部锁骨上区低回声结节,肿大淋巴结?行细针穿刺示转移癌(鳞状细胞癌),建议活检。

专科体检:PS 评分为 1 分,右侧颈部可触及一鹌鹑蛋大小包块,质地偏硬,边界不清,活动度可,无压痛。

【影像学及实验室检查】

1. 2021 年 1 月 3 日喉咽十颈部增强 MRI 检查

①右侧声门上区、声门区、声门下区可见软组织信号肿块影,累及前联合及喉旁间隙,考虑恶性肿瘤性病变。②右侧颈部及右侧锁骨上窝淋巴结肿大,考虑转移性病变,右侧颈内静脉受侵可能(图 6-1)。

2. 2021 年 1 月 4 日全身 PET-CT 检查

右侧杓状会厌襞、室带、声带及喉咽侧壁肿胀增厚,代谢增高;右侧颈部Ⅱ、Ⅲ、Ⅳ区淋巴结增大,部分融合,分界不清,代谢增高;右侧锁骨上窝淋巴结肿大,代谢增高;以上考虑喉咽部恶性

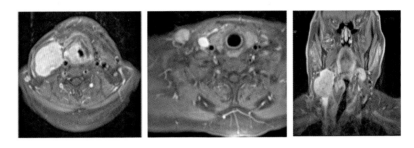

图 6-1　初诊增强 MRI 检查影像

肿瘤病变并淋巴结转移(图 6-2)。

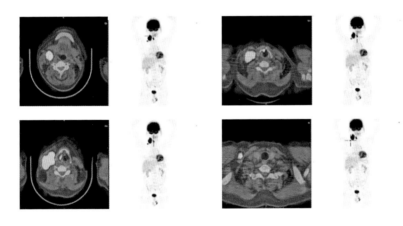

图 6-2　初诊 PET-CT 检查影像

　　3. 2021 年 1 月 7 日在全麻下行支撑喉镜下声带肿物切除术,
病理标本送检

　　病理结果示(右声带)鳞状细胞癌(中分化)(图 6-3)。

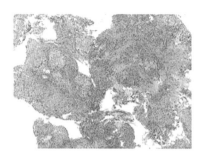
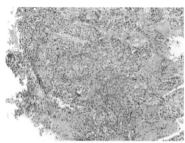

图 6-3　病理检查结果

诊断：

喉鳞状细胞癌 $cT_3N_{3b}M_0$（IV_B 期）

【治疗过程】

2021 年 1 月 16 日行 TP 方案（白蛋白紫杉醇 260 mg/m² ＋奈达铂 80 mg/m²）化疗联合免疫治疗（卡瑞利珠单抗 200 mg）1 个周期，出现重度（3 级）免疫治疗皮肤相关不良反应（图 6-4），给予泼尼松 35 mg 口服后缓解。2021 年 2 月 6 日、2021 年 2 月 27

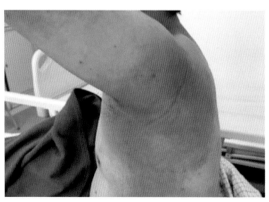

图 6-4　用药后皮疹反应

日行 TP 方案(白蛋白紫杉醇 260 mg/m² ＋奈达铂 80 mg/m²)化疗 2 个周期。

治疗后 2021 年 3 月 11 日复查喉咽＋颈部增强 MRI:喉癌治疗后,较前肿块明显缩小,前片颈部肿大淋巴结此次明显缩小(图 6-5)。

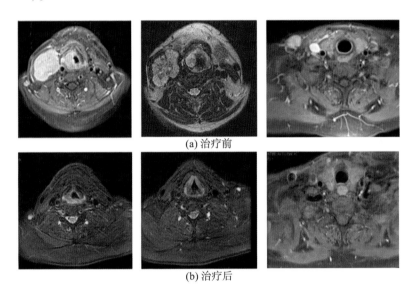

(a) 治疗前

(b) 治疗后

图 6-5　新辅助治疗前后 MRI 检查影像对比

【病例讨论】

1. 第一次 MDT 讨论

讨论科室:耳鼻咽喉头颈外科、肿瘤科、病理科。

讨论意见:

耳鼻咽喉头颈外科:患者初诊时影像学检查显示病灶较大,跨及声门上区、声门区、声门下区,累及前联合及喉旁间隙,伴有右侧颈部及右侧锁骨上窝多发淋巴结转移,并且右侧颈内静脉受侵可能性大,因此手术切除难度大,很难达到 R0 切除。经过新辅助化疗之后,患者肿块明显消退,目前完整切除的可能性较大,建议手术治疗。

肿瘤科:患者在新辅助治疗后身体耐受可,免疫不良反应现已恢复正常,肿瘤消退接近完全缓解(CR)状态,按照外科评估手术治疗,可以根据手术的情况再考虑后期治疗方案。

治疗过程:2021 年 3 月 23 日行喉部分切除术(其他)+颈廓清术+气管切开插管术+皮下筋膜瓣术+皮瓣转移术。术后病理示:①(右侧颈部Ⅱ区)淋巴结(1/8)癌转移;(右侧颈部Ⅲ、Ⅳ区)淋巴结 6 枚未见癌转移;(喉前淋巴结)镜下以纤维结缔组织为主,未见淋巴结结构,未见癌转移。注:淋巴结内转移灶肿瘤细胞核大、异型、胞质嗜酸性,结合临床病史,符合化疗后改变,另见少许纤维结缔组织内纤维化明显、间质内可见泡沫细胞浸润及多核巨细胞反应,可见钙化,符合治疗后改变。②(右侧声带、室带、喉室、甲状软骨板)镜下未见癌累及,切缘均为阴性(图 6-6)。

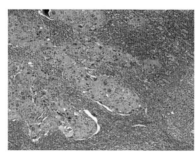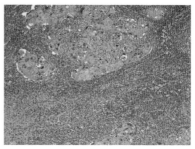

图 6-6　术后病理检查结果

2. 第二次 MDT 讨论

讨论目的：是否需要补充放化疗？

讨论意见：从患者术后病理看，化疗有效，原发病灶达到了 CR，颈部淋巴结1/14阳性，考虑到患者原发病灶大，并且病理为中分化，存在淋巴结转移，复发转移的概率较高，建议补充放疗。

治疗过程：2021 年 5 月 14 日行喉及颈部淋巴结引流区 IMRT（调强放疗）：PGTVtb＝66 Gy/30 F，PCTV1＝60 Gy/30 F，PCTV2＝54 Gy/30 F。后患者定期复查，未发现肿瘤复发转移，最近一次复查时间为 2022 年 3 月 15 日。

【要点总结】

大约有 0.7％的新发癌症和 0.6％的癌症死亡发生在喉癌患者中。在过去 10 年中，随着烟草使用的减少，喉癌的发病率每年下降 2.4％。然而，61％的患者 5 年生存率在过去几年中几乎没有变化。喉癌患者的预后与疾病的分期密切相关，早期（T_1、T_2 期）的治愈率可达 80％～90％，而 Ⅳ 期患者的治愈率则降至 40％。

虽然喉癌只占新发癌症病例的一小部分，但这种疾病对患者的影响很大。说话、呼吸和吞咽困难是喉癌的直接影响；尽管具有治愈的潜力，但包括手术、放疗、化疗等的高强度的综合治疗往往导致患者生活质量低下，吞咽、呼吸和发音功能进一步退化。然而，研究表明，局部晚期的患者用放化疗保喉会使生存率降低。因此，近几十年来喉癌的治疗旨在尽可能地保留喉部功能，在不牺牲生存率的基础上提高患者生活质量。目前的治疗模式高度依赖于根据临床和放射学选择合适的患者,为每个患者提供治愈和保留功能的最佳机会。

1. 喉癌的新辅助化疗

美国国家综合癌症网络(National Comprehensive Cancer Network,NCCN)指南提出对于可手术且需要行全喉切除的患者,多数临床分期为 T_3,$N_{2\sim3}$ 及部分 T_{4a},先行诱导化疗,根据治疗后的反应决定后续治疗。Worden 等研究显示,在 T_4 期喉癌需要全喉切除的患者中,基于 PF 的诱导化疗并没有降低总生存率,但使部分患者避免了全喉切除。因此,新辅助化疗作为保留器官功能治疗方案的替代方案是有效和可行的。有文献报道局部晚期 HNSCC 新辅助化疗后完全缓解率和部分缓解率分别为 10% 和 57.5%。对于新辅助治疗后手术时间的选择,一些研究者认为,化疗后身体功能的恢复需要一段时间的调整期,因此建议化疗后等待 2~3 周再进行手术。

2. 喉癌的免疫治疗

免疫治疗已经改变了 HNSCC 的治疗方式。一项 Ⅰb 期 KEYNOTE-012 试验检测了帕博利珠单抗在各种复发性转移性实体瘤患者中的安全性和有效性,包括 192 例 HNSCC 患者。患者在初始阶段需要检测 PD-L1 表达,之后每 2 周使用帕博利珠单抗 10 mg/kg。在 HNSCC 队列中,74% 的患者之前至少接受过 2 种治疗。其中 HPV 相关的 HNSCC 占 HNSCC 病例的 24%。帕博利珠单抗总体上是安全且可耐受的,客观缓解率为 18%,71% 的患者维持了 1 年的应答,无进展生存期(PFS)为 2.1 个月,1 年总生存率为 38%。基于客观缓解率(ORR)和中位缓解持续时间(DOR),美国食品药品监督管理局于 2016 年批准帕博利珠单抗用于铂耐药的 HNSCC 患者。随后的 KEYNOTE-055 试验在一项非随机、单期 Ⅱ 期试验中纳入了类似的 HNSCC 人群,但要求患者对铂类化疗和西妥昔单抗耐药。该研究也使用了帕博利珠单抗,剂量为每 3 周 200 mg。在纳入的 171 例患者中,82％表达 PD-L1,22％HPV 阳性。结果显示,帕博利珠单抗的客观缓解率为 16％,中位缓解持续时间为 8 个月。

3. 喉癌的放疗

放疗在喉癌治疗中发挥重要作用,单纯放疗对早期喉癌有明显的治疗作用,治愈率和 5 年生存率与手术治疗效果相当,且可保护喉的功能。单独放疗治疗 Tis、T_1、T_2、T_3、T_4 声门型喉癌的局部控制率分别为 92％～98％、77％～94％、67％～88％、42％～67％和 20％～82％。对新辅助化疗后完全缓解或部分缓解的声门上喉癌患者,NCCN 指南推荐放疗或同步放化疗的剂量为66～70 Gy。新辅助化疗后残留的肿瘤细胞克隆更容易对放疗产生交叉耐药,因此放疗的效果可能会受到这些克隆的影响;此外,研究报道在新辅助化疗后完全缓解的患者中,有 28％的患者组织学上无法识别肿瘤细胞。因此,需要对手术中获得的病理标本进行评估,以帮助选择合适的放疗剂量。手术切除新辅助化疗后残留的耐药肿瘤细胞克隆可以最大化辅助放疗或同步放疗的效果。

参考文献

[1]　Obid R, Redlich M, Tomeh C. The treatment of laryngeal cancer[J]. Oral Maxillofac Surg Clin North Am, 2019, 31

（1）：1-11.

［2］ Worden F P, Moyer J, Lee J S, et al. Chemoselection as a
strategy for organ preservation in patients with T4
laryngeal squamous cell carcinoma with cartilage invasion
［J］. Laryngoscope, 2009, 119(8): 1510-1517.

［3］ Zaheer S, Siddiqui S A, Akram M, et al. Induction
chemotherapy with cisplatin and ifosfamide in locally
advanced inoperable squamous cell carcinoma of the head
and neck: a single-institution experience ［J］. Indian J
Cancer, 2016, 53(3): 372-376.

［4］ Seiwert T Y, Burtness B, Mehra R, et al. Safety and clinical
activity of pembrolizumab for treatment of recurrent or
metastatic squamous cell carcinoma of the head and neck
（KEYNOTE-012）: an open-label, multicentre, phase 1b
trial［J］. Lancet Oncol, 2016, 17(7): 956-965.

［5］ Bauml J, Seiwert T Y, Pfister D G, et al. Pembrolizumab for
platinum- and cetuximab-refractory head and neck cancer:
results from a single-arm, phase Ⅱ study［J］. J Clin Oncol,
2017, 35(14): 1542-1549.

［6］ Yamazaki H, Suzuki G, Nakamura S, et al. Radiotherapy for
laryngeal cancer-technical aspects and alternate
fractionation［J］. J Radiat Res, 2017, 58(4): 495-508.

［7］ Park Y M, Lee S Y, Park S W, et al. Role of cancer stem
cell in radioresistant head and neck cancer［J］. Auris Nasus

Larynx,2016,43(5):556-561.

[8] Shirai K,Saitoh J I,Musha A,et al. Clinical outcomes of definitive and postoperative radiotherapy for stage Ⅰ-ⅣB hypopharyngeal cancer[J]. Anticancer Res,2016,36(12): 6571-6578.

[9] Yang L,Chen W K,Guo Z M,et al. Long-term survival of induction chemotherapy plus surgery and postoperative radiotherapy in patients with stage Ⅳ hypopharyngeal cancer[J]. Anticancer Drugs,2010,21(9):872-876.

(周潇殊 周彦 马辉 黄晶 张小萌 杨坤禹)

第二篇

鼻咽癌病例分享

病例 7　鼻咽癌合并泪囊淋巴上皮瘤样癌 EBER(十)

【病例简介】

现病史:患者 2021 年 4 月于我院行 MRI 检查时发现右侧泪囊及鼻泪管占位,PET-CT 示右侧泪囊-右侧鼻泪管-右侧鼻道异常软组织密度影,代谢异常增高。2021 年 5 月 18 日于华中科技大学同济医学院附属同济医院行手术,术后病理示鼻泪管及泪囊肿物,非角化性鳞状细胞癌。检查鼻咽部,排除转移性鼻咽癌。免疫组化结果:PCK(少许十),CK8/18(部分十),p63(十),p40(少许十),p16(一),LCA(一),Ki-67(LI 约 70%)。分子检测结果:EBER(FISH)(十)。后就诊于我院耳鼻喉科,电子鼻咽镜示鼻咽部隆起,表面尚光滑。于 6 月 24 日行鼻咽肿瘤切除术。手术经过:鼻内镜下充分暴露鼻咽部,见鼻咽部隆起样肿物,表面尚光滑,质韧,鼻咽活检钳取部分病变送病理 1,以 70 号等离子刀头消融残余病变,充分止血。鼻内镜下清除右侧中鼻道黄褐色脓性干痂送病理 2;鼻咽活检钳取囊泡样新生物送病理 3。术后病理示:①(鼻咽部左侧)呈慢性炎症变化的黏膜组织伴淋巴组织增生,仅局灶上皮下见异型细胞团,镜下测量最大直径约 0.1 cm,结合免疫组化染色及原位杂交结果,符合非角化性癌,未分化型。

免疫组化染色示肿瘤细胞 PCK(弱＋)，原位杂交检测 EBV 示 EBER(＋)。②(鼻咽右侧、鼻咽部顶后壁)呈慢性炎症改变的黏膜组织伴淋巴组织增生；免疫组化染色示 PCK(未见上皮异常分布)，原位杂交检测 EBV 示 EBER(一)。③(右侧中鼻道)呈慢性炎症改变的黏膜组织伴息肉形成。现患者为求进一步诊治遂来我院，门诊以"泪囊肿瘤，鼻咽恶性肿瘤"收入。起病以来，患者精神、睡眠、饮食一般，大小便正常，体重、体力无明显变化。

既往史及家族史：2018 年行左肺腺癌切除术。

体检阳性体征与重要阴性体征：一般情况可，KPS 评分为 90 分。双侧颈部未触及明显肿大淋巴结。

【影像学及实验室检查】

1. 2021 年 3 月 2 日血浆(细胞外)EBV-DNA 定量检测

＜400 copies/mL(阴性)。

2. 2021 年 7 月至 2021 年 12 月血浆(细胞外)EBV-DNA 定量检测

＜400 copies/mL(阴性)。

3. 2021 年 4 月 19 日眼＋脑增强 MRI 检查

①脑 MR 平扫＋增强扫描未见明显异常。②右侧泪囊及鼻泪管占位，拟诊肿瘤性病变，必要时进一步检查排除淋巴瘤可能；鼻咽顶后壁软组织结节样增厚，咽淋巴环肿大，建议专科检查。③右侧上颌窦囊肿(图 7-1)。

4. 2021 年 4 月 21 日全身糖代谢 PET-CT 检查

2018 年行左肺癌手术，病理示腺癌，未放化疗。近期 CT 检

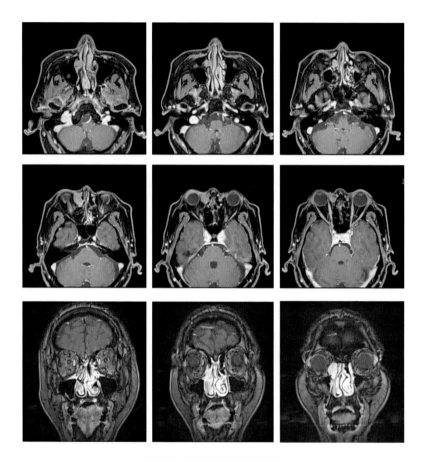

图 7-1　初诊 MRI 检查影像

查结果示右侧泪囊占位性病变：①右侧泪囊-右侧鼻泪管-右侧鼻道异常软组织密度影，代谢异常增高，考虑恶性肿瘤病变可能，建议取材活检，以进一步明确病变性质，排除肉芽肿病变。②右肺上叶尖段及右肺上叶前段紧贴水平裂实性小结节，代谢不高，建议密切随访观察。③左肺容积缩小，纵隔左偏，呈术后改变。④余探测部位未见明显恶性肿瘤病变及转移征象。⑤右侧上颌窦囊肿;鼻咽部软组织稍增厚,代谢轻度升高,考虑炎性病变可能性大,建议定期复查;双侧扁桃体炎。⑥双侧颈部ⅠB区、ⅡA区多发淋巴结,代谢轻度升高,考虑淋巴结炎可能性大;余双侧颈部、纵隔及双侧腹股沟多发小淋巴结,代谢不高,考虑为非特异性改变(图 7-2)。

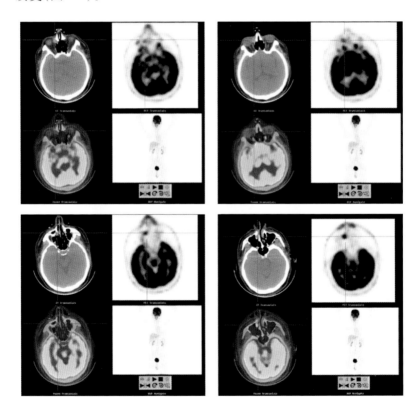

图 7-2　初诊 PET-CT 检查影像

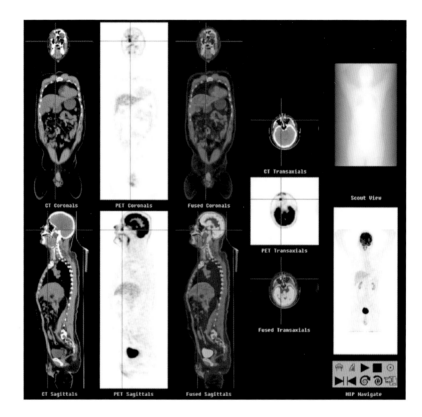

续图 7-2

5. 2021 年 5 月 18 日鼻内病损切除术＋泪囊病损切除术

鼻泪管及泪囊肿物：非角化性鳞状细胞癌。免疫组化：PCK（少许＋），CK8/18（部分＋），p40（少许＋），LCA（－），Ki-67（LI 约 70%）。分子检测：EBER（＋）。

6. 2021 年 6 月 24 日鼻咽肿物切除术

鼻咽部左侧呈慢性炎症改变的黏膜组织伴淋巴组织增生，仅局灶上皮下见异型细胞团，镜下测量最大径约 0.1 cm，结合免疫组化染色及原位杂交结果，符合非角化性癌，未分化型。免疫组

化染色示肿瘤细胞 PCK(弱＋)，原位杂交检测 EBV 示 EBER
(＋)(图 7-3)。

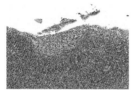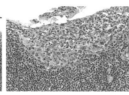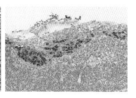

图 7-3　手术病理检查结果

诊断：

(1)鼻咽癌($T_1N_0M_0$)

(2)泪囊非角化性鳞状细胞癌 EBER(＋)

(3)左肺腺癌切除术后

【病例讨论】

讨论时间：2021 年 7 月 7 日。

讨论科室：病理科、影像科、耳鼻咽喉头颈外科、肿瘤科。

讨论意见：通过影像学判读，考虑鼻咽的病变与鼻泪管病变
并不存在解剖学的毗邻关系，也没有通道进行联通或者浸润。从
患者手术中及病理可见，鼻咽部的肿瘤非常小，只有 0.1 cm，且将
整个鼻咽黏膜进行完整剥离并于镜下观察病理，也未发现从鼻咽
到泪囊的浸润通道。根据"种子-土壤"肿瘤致病学说，EB 病毒
(EBV)是一种高度嗜鼻咽黏膜的病毒，是鼻咽癌的主要致病因
素；而泪囊可能因为黏膜异位或者"迷走"等原因，导致该部位形
成 EB 病毒相关鳞状细胞癌，因此该病例考虑为 EB 病毒导致的
双原发肿瘤的可能性最大。因眼附件淋巴上皮瘤样癌(LELC)十

分罕见,治疗方式目前尚无指南。基于病理上的相同性,治疗上可以借鉴鼻咽癌。淋巴上皮瘤样癌一般对放化疗敏感,对于此患者,已行原发部位的手术治疗,应辅助放疗,针对眼附件的术后瘤床,尤其是同侧泪囊、同侧鼻泪管、泪液引流至鼻腔的部位,应包括在放疗靶区内。眼部放射时应注意对危及器官的保护,如晶状体和视网膜,尽量减少并发症。另外针对鼻咽癌的治疗,由于患者分期较早,鼻咽部手术切缘阴性,淋巴结阳性,因此建议采取同步放化疗的治疗方式。

治疗过程及结局:针对患者眼附件的术后瘤床,行术后辅助放疗,放疗靶区包括同侧泪囊、同侧鼻泪管、泪液引流至鼻腔的部位等;针对患者鼻咽病灶,行鼻咽部及颈部淋巴结引流区的同步放化疗。

具体方案如下。

化疗剂量:顺铂 $100 \, mg/m^2$,2 个周期,Q3W。

放疗计划:眼附件区+鼻咽部+颈部淋巴结引流区放疗剂量如图 7-4 所示。

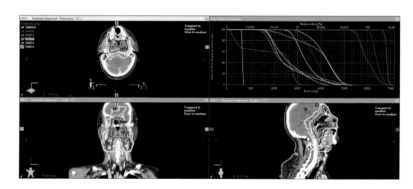

图 7-4　放疗剂量图

DT:PGTVtb(泪囊)＝60 Gy/30 F,PCTV1(鼻咽)＝60 Gy/30 F,PCTV2＝54 Gy/30 F。

【要点总结】

淋巴上皮瘤样癌(lymphoepithelioma-like carcinoma,LELC)是具有与未分化鼻咽癌相似形态学特征的恶性肿瘤,并且发生在鼻咽外,例如唾液腺、肺、胃、胸腺、皮肤、膀胱、宫颈和乳腺等。其诊断主要取决于典型的组织学特征:肿瘤细胞边界不清、核仁明显,周围存在丰富的淋巴细胞浸润。在诊断原发性 LELC 之前,必须通过鼻咽影像学或活检排除鼻咽癌。

眼附件是指眼睛周围的组织和结构,包括眼眶软组织、泪腺、泪道引流系统、结膜和眼睑。原发于眼附件的恶性肿瘤,多为淋巴瘤、泪腺的上皮源性肿瘤和神经源性肿瘤。眼附件 LELC 非常罕见,根据病例报道,泪腺、鼻泪管、眼睑和结膜是原发性 LELC 的主要潜在部位。其临床表现因部位而异:复视和眼球突出多见于泪腺肿瘤;溢泪是泪囊肿瘤的常见症状;流涕和鼻衄在鼻泪管肿瘤中多见;局部肿物通常是结膜或眼睑肿瘤的唯一临床表现。除此之外,颈部淋巴结肿大也可能成为患者首要阳性症状。据报道 EBV 与 LELC 之间的联系因患者种族而异,其关联似乎仅限于亚洲人群。

由于眼附件 LELC 十分罕见,其最佳治疗方式尚不清楚。基于一些病例的观察,眼附件 LELC 似乎有局部复发的趋势,术后放疗似乎对疾病控制有效。Skinner 等研究报道,曾接受术后放疗的泪道 LELC 患者表现出更好的无病生存期(DFS)。无论是鼻咽癌,还是其他头颈部 LELC,均对放疗敏感,放疗可达到良好的局部控制率。因此我们可以根据 LELC 对放化疗的敏感性,类推眼附件 LELC 的治疗方式,一般眼附件 LELC 的发现都是基于手术病理。我们认为,对于原发部位已行手术治疗的患者,应辅助放疗;对于无法手术或不耐受手术的患者,放疗和化疗的组合不失为一种选择。值得注意的是,眼部放射应注意保护对辐射敏感的眼组织,如晶状体和视网膜,使用调强放疗技术,能尽量减少并发症。

此病例让我们对 EBV 相关的头颈部肿瘤尤其是鼻咽癌有了更深刻的认识:EBV 导致的头颈部肿瘤并不一定只在鼻咽部存在,在其他解剖位置也有可能导致 EBV 相关的鳞状细胞癌。

参考文献

[1] Iezzoni J C, Gaffey M J, Weiss L M. The role of Epstein-Barr virus in lymphoepithelioma-like carcinomas[J]. Am J Clin Pathol, 1995, 103(3):308-315.

[2] Cai G, Parwani A V. Cytomorphology of lymphoepithelioma-like carcinoma of the urinary bladder: report of two cases [J]. Diagn Cytopathol, 2008, 36(8):600-603.

[3] Kaul R, Gupta N, Sharma J, et al. Lymphoepithelioma-like carcinoma of the uterine cervix[J]. J Cancer Res Ther, 2009, 5(4):300-301.

[4] Ilvan S, Celik V, Ulker Akyildiz E, et al. Lymphoepithelioma-like carcinoma of the breast: is it a distinct entity?

Clinicopathological evaluation of two cases and review of the literature[J]. Breast,2004,13(6):522-526.

[5] Dubey P, Ha C S, Ang K K, et al. Nonnasopharyngeal lymphoepithelioma of the head and neck[J]. Cancer,1998, 82(8):1556-1562.

[6] Liang Y, Wang L, Zhu Y J, et al. Primary pulmonary lymphoepithelioma-like carcinoma：fifty-two patients with long-term follow-up[J]. Cancer,2012,118(19):4748-4758.

[7] Schwarcz R M, Coupland S E, Finger P T. Cancer of the orbit and adnexa[J]. Am J Clin Oncol, 2013, 36 (2): 197-205.

[8] Blasi M A, Ventura L, Laguardia M, et al. Lymphoepithelioma-like carcinoma involving the lacrimal gland and infiltrating the eyelids[J]. Eur J Ophthalmol,2011,21(3):320-323.

[9] Leung S Y, Chung L P, Ho C M, et al. An Epstein-Barr virus positive undifferentiated carcinoma in the lacrimal sac [J]. Histopathology,1996,28(1):71-75.

（韦洁霖　袁杰　胡媛　马辉　杨成章　杨坤禹）

病例 8　鼻咽癌复发手术治疗

【病例简介】

现病史：患者 2020 年 11 月 16 日因"左耳鸣伴耳鼻塞感、回吸涕中带血 1 个月余"就诊于荆州市中心医院，行鼻咽及颈部 MRI 检查示：鼻咽软组织占位（左侧为甚），考虑肿瘤性病变，双侧颈部可见多发肿大淋巴结。活检病理示：鼻咽非角化性癌，分期为 $cT_3N_3M_0$。于 2020 年 11 月起行白蛋白紫杉醇＋奈达铂诱导化疗 2 个周期，后行鼻咽癌原发病灶及转移淋巴结放疗同步每周尼妥珠单抗＋白蛋白紫杉醇＋奈达铂化疗 5 次，后辅助 2 个周期白蛋白紫杉醇＋奈达铂化疗。之后定期复查。

患者 2021 年 9 月 29 日于外院行 PET-CT 复查示：①鼻咽左侧壁结节样增厚，代谢增高，左侧颈部 Ⅱ 区肿大淋巴结，代谢增高。②鼻咽右侧壁黏膜增厚，代谢增高。患者为求进一步诊疗就诊于我院，门诊以"鼻咽癌放化疗后复发？"收治入院。

患者自入院以来，一般情况可，饮食睡眠可，大小便正常，体重较前未见明显改变。

个人史：否认吸烟、饮酒史。

专科体检：左侧颈部可及散在小淋巴结。

【影像学及实验室检查】

1. 鼻咽镜检查

双侧鼻腔黏膜干燥,鼻中隔左侧见棘突,双侧鼻腔未见明显出血点及新生物。

鼻咽部黏膜充血,鼻咽顶壁有较多干痂,双侧咽鼓管咽口、咽鼓管圆枕、咽隐窝放疗后改变,鼻咽部未见明显出血点及新生物。

2. PET-CT检查

鼻咽左侧壁结节样增厚,代谢增高,左侧颈部Ⅱ区肿大淋巴结,代谢增高;上述考虑鼻咽癌局部复发伴淋巴结转移灶。鼻咽右侧壁黏膜增厚,代谢增高,不排除局部复发可能(图 8-1)。

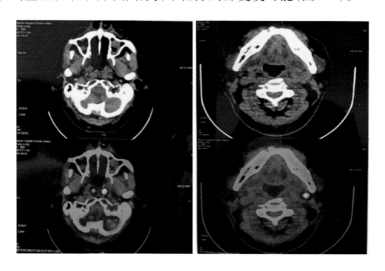

图 8-1　初诊 PET-CT 检查影像

3. 鼻咽＋颈部增强 MRI 检查

鼻咽左侧壁及后壁结节状增厚,增强扫描呈轻中度不均匀强化,左侧咽隐窝、咽鼓管咽口变浅,考虑肿瘤性病变;双侧颈部多发淋巴结,部分肿大,大者位于左侧颈部Ⅱ区,考虑淋巴结转移(图 8-2)。

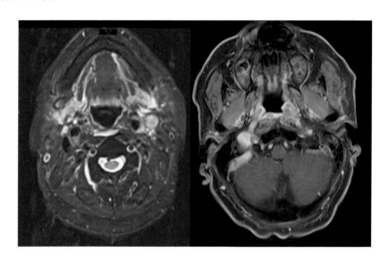

图 8-2　初诊增强 MRI 检查影像

4. 血浆(细胞外)EBV-DNA 定量检测

889 copies/mL。

诊断:

鼻咽癌放化疗后复发,$rT_2N_1M_0$

【病例讨论】

讨论科室:影像科、肿瘤科、耳鼻咽喉头颈外科、病理科。

讨论意见:

影像科:MRI 影像显示鼻咽左侧壁及后壁黏膜增厚并不均匀强化,左侧颈部淋巴结可见肿大;PET-CT 影像显示鼻咽左侧壁及左侧颈部淋巴结可见高代谢影;综合影像学检查结果,考虑鼻咽癌治疗后复发。

肿瘤科:患者鼻咽癌初诊分期为 $cT_3N_3M_0$,为局部晚期鼻咽癌,在经过诱导化疗、同步放化疗、辅助化疗以后,仍然在 10 个月后出现了局部复发。复发后的分期为 $rT_2N_1M_0$。病灶在鼻咽腔局限于左侧咽隐窝,颈部淋巴结主要在左侧颈部,对于复发后再分期为早期的患者,可以行免疫联合化疗后免疫维持治疗,也可以行再程放疗,目前也有很多外科医生在探索手术治疗。该患者为局部复发的早期患者,因此局部治疗是非常必要的,而再程放疗的鼻咽坏死率及出血率据报道为 46% 左右,37% 的患者可能于再程放疗后死亡,因此,如果可以进行手术,尽量建议患者行手术治疗。

耳鼻咽喉头颈外科:患者为鼻咽癌放化疗后复发的患者,再分期为 $rT_2N_1M_0$,如何进行手术切除,是目前耳鼻咽喉头颈外科的探索方向。如何防止缺血坏死,以及转移皮瓣是否能够存活,颈部淋巴结清扫后的颈部伤口愈合、转移皮瓣存活、颈部纤维化等问题,是目前手术面临的问题。该患者再分期为早期,可以应用局部切除及左侧颈部淋巴结清扫术,根据手术病理再行内科治疗。

治疗过程:

(1)手术治疗。

全麻下行鼻咽肿瘤切除＋左侧颈部淋巴结清扫术。

内镜检查:左侧颈部Ⅱ、Ⅲ、Ⅳ区可见肿大淋巴结。右侧鼻咽顶壁局部隆起,左侧咽隐窝可见肿物,质脆(图 8-3)。

主要手术步骤:①做左侧颈部横行切口,颈阔肌下分离皮瓣,

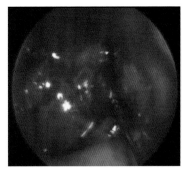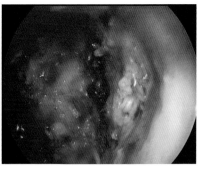

图 8-3　鼻内镜检查

暴露左侧颈部,解剖出胸锁乳突肌,注意保护副神经。

②充分解剖游离胸锁乳突肌,暴露Ⅱ、Ⅲ、Ⅳ区。

③切开颈动脉鞘,向上解剖并保护迷走神经及颈总动脉、颈内静脉,保留胸锁乳突肌,将淋巴结与其余颈部软组织一并向上解剖、牵拉。

④向上解剖至二腹肌、颌下腺下缘,保留胸锁乳突肌、颈内静脉、颈总动脉及迷走神经,整块切除Ⅱ、Ⅲ、Ⅳ区软组织。

⑤切除鼻中隔左侧棘突,左侧下鼻甲后端及中鼻甲后端。鼻内镜下等离子切除右侧鼻咽顶壁隆起新生物,沿后鼻孔缘至右侧咽鼓管圆枕至中线。切除左侧咽鼓管圆枕及软骨,切除左侧咽隐窝新生物,沿左侧后鼻孔上缘至咽隐窝内侧缘至中线,深度至头长肌表面。术中取右外下鼻咽后壁切缘、右外上鼻咽后壁切缘、左侧咽隐窝基底切缘送常规病检。

病理报告:(外院鼻咽癌放化疗后)(左侧咽隐窝)非角化性癌,未分化型;(左侧颈部Ⅱ、Ⅲ区)淋巴结(1/18)查见癌转移;(右侧鼻咽后壁切缘)查见癌组织累及;(左侧咽隐窝基底切缘、右外下鼻咽后壁切缘、右外上鼻咽后壁切缘)切片上未见癌累及(图8-4)。免疫组化染色示肿瘤细胞:PCK(＋)。原位杂交检测 EBV示:EBER(＋)。

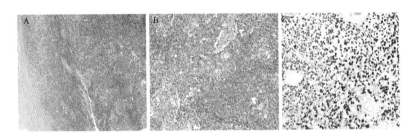

图 8-4 左侧咽隐窝肿瘤镜下形态

A.肿瘤细胞呈片状分布,间质富含淋巴细胞(HE 染色,40×);B.肿瘤细胞之间可见较多淋巴细胞(HE 染色,100×);C.肿瘤细胞弥漫表达 EBER(EnVision 法,200×)

术后 EBV-DNA 定量检测:0。

(2)术后治疗:2021 年 11 月 7 日起单药 G 方案(吉西他滨1.7 g,d1、d8)联合信迪利单抗 200 mg 免疫治疗 4 个周期,后期免疫联合卡培他滨维持治疗。

局部治疗:继续每 2 周鼻咽镜下冲洗,使用链霉素滴鼻剂、糜蛋白酶以及药物治疗(己酮可可碱),口服抗生素治疗。

目前患者一般状态良好。

【要点总结】

以调强放疗(intensity-modulated radiation therapy, IMRT)为代表的精确治疗应用于临床以来,原发鼻咽癌的治疗效果越来越令人满意,5 年生存率可超过 80%,其中早期患者的 5 年生存率可以达到 95.6%。但是,经过规范的治疗后,仍有部分患者出现鼻咽原发病灶和(或)颈部区域淋巴结的复发。复发鼻咽癌的治疗仍然充满挑战,再治疗后的肿瘤控制率虽较前有所提高,但仍难令人满意,且其晚期的放疗损伤也极其严重。

鼻咽癌治疗后复发的原因是多方面的。其中最主要的原因是肿瘤内存在对放射线不敏感的克隆源细胞群,在根治量放疗后这些细胞可能残存体内,在特定环境和条件下就成为复发的根源。复发鼻咽癌的再治疗方法包括放疗、化疗、手术治疗、对症支持治疗等。局部即鼻咽部的肿瘤复发,再次光子放疗较不敏感,肿瘤控制的效果也更为局限,即使采用光子 IMRT 再次放疗,超过 60% 的患者仍可能出现不同级别的鼻咽黏膜损伤、腮腺损伤和颞下颌关节损伤。近年来,一系列的研究结果表明 IMRT 明显提高了复发鼻咽癌的局部控制率,生存率也有所提高,但再程放疗带来的严重晚期毒副作用不容忽视。中山大学肿瘤防治中心 Tian 等通过前瞻性临床随机研究比较了处方剂量 60 Gy/27 F 和 68 Gy/34 F 两组不同剂量分割模式对复发鼻咽癌 IMRT 疗效的影响,两组患者的 5 年生存率分别为 44.2%、30.3%,60 Gy/27 F 组有提高总生存期的趋势,但无统计学意义。然而 60 Gy/27 F 组患者的鼻咽黏膜坏死、大出血的发生率较 68 Gy/34 F 组明显减低(28.8% vs. 50.8%,18.6% vs. 31.0%),因此认为对于复发鼻咽癌再程 IMRT,适当地降低总剂量、提高分次剂量,不仅能获得与高剂量照射类似的总生存率,而且能明显降低致死性毒副作用的发生率。

复发鼻咽癌的药物治疗包括化疗和靶向治疗等。目前普遍的认识是诱导化疗能缩小复发病灶的体积,延长再程放疗的间隔时间，便于计划的设计；同期放化疗能增加放疗的敏感性，降低远处转移的概率；而辅助化疗一般只用于姑息性治疗。

靶向治疗是一种新兴的治疗手段，对于鼻咽癌，主要有表皮生长因子受体(epidermal growth factor receptor，EGFR)和血管内皮生长因子受体(vascular endothelial growth factor receptor，VEGFR)这两个干预靶点。尼妥珠单抗是全球首个以 EGFR 为靶点的单抗药物，联合放疗治疗晚期鼻咽癌的总有效率高于 90%。西妥昔单抗在欧美国家已成为复发转移头颈部鳞状细胞癌的一线治疗药物。索拉非尼是一种多激酶抑制剂，可抑制 VEGFR 而阻断肿瘤新生血管的形成，间接抑制肿瘤细胞的生长。近年来，复发鼻咽癌再程放疗引起的并发症也令人关注。中山大学肿瘤防治中心 Han 等的临床观察发现，恩度(重组人血管内皮抑制素注射液)能减少鼻咽黏膜坏死的发生，而且不降低总生存率，在一定程度上提高了复发患者再程放疗后的生活质量。

外科治疗的进展局限于鼻咽腔的病灶，外科挽救性手术是一种合理的治疗手段。Na'ara 等的一项 Meta 分析，纳入了 17 篇文章共 779 例患者，其中 $rT_{1\sim2}$ 占 83%，$rT_{3\sim4}$ 占 17%，有 26.4% 的患者接受术后辅助治疗。该分析的结果显示，5 年总生存率和无局部复发生存率分别为 51.2% 和 63.4%。多因素分析结果显示影响生存结局的独立危险因素包括性别、rN 分期、手术方式、是否辅助治疗以及切缘情况。

目前外科手术的方式主要分为两种，一种是传统的开放式切除术，另一种是鼻内镜下切除术。手术方式的选择取决于复发肿瘤的大小、位置和侵犯的范围。

经典的鼻外路径手术常用入路有经下颌骨翼突路径、经上颌骨外翻路径、经腭路径等。总的来说,开放术式的 5 年生存率为 30%~55%,术后并发症约占 50%,常见的术后并发症包括术后毁容、张口困难、上颚瘘、神经损伤、骨坏死等,严重者会造成颈动脉损伤而导致死亡。

新的外科治疗技术,如鼻内镜下手术、内镜下微波固化术以及机器人切除术损伤较小,可在一定程度上减少手术并发症,但对病例的选择性较强,一般仅适用于 rT_1、rT_2 及部分 rT_3 的患者。前述的 Meta 分析结果显示,即使对于局部晚期的复发鼻咽癌,经内镜入路的术式较开放性术式也能明显提高 5 年生存率。Yin 于 2012 年报道了一例鼻内镜联合经口腔机器人切除病灶的手术取得了成功。Tsang 等报道了 12 例鼻内镜辅以 Da Vinci 手术系统的结果,2 年的局部控制率为 86%,总生存率为 83%。手术治疗复发鼻咽癌的另一个重要作用是清除鼻咽坏死。Chen 等报道了在术中利用带血管蒂中鼻甲或鼻中隔黏膜瓣对鼻咽创面进行一期修复的技术,不仅能恢复鼻咽黏膜生理功能,而且不额外增加供皮区的损伤,成功解决了复发鼻咽癌伤口愈合困难的难题,同时减少了术后头痛症状的发生。

目前,复发鼻咽癌可供选择的治疗方法有很多,各种手段都有其优势和明显的局限性,要根据患者的肿瘤再分期、身体状况等,合理地选择放疗、化疗、手术治疗和靶向治疗等手段进行个体化治疗。如何在肿瘤控制和生活质量之间取得平衡是肿瘤科医生最关注的事情。对于复发鼻咽癌的治疗,我们仍有很多未知需要探索。

参考文献

[1] Lee A W M,Ng W T,Chan J Y W,et al. Management of locally recurrent nasopharyngeal carcinoma [J]. Cancer Treat Rev,2019,79:101890.

[2] Agas R A F,Yu K K L,Sogono P G,et al. Reirradiation for recurrent nasopharyngeal carcinomas:experience from an academic tertiary center in a low-to middle-income country [J]. J Glob Oncol,2019,5:1-14.

[3] Ng W T,Lee M C,Fung N T,et al. Dose volume effects of re-irradiation for locally recurrent nasopharyngeal carcinoma[J]. Head Neck,2020,42(2):180-187.

[4] Leong Y H,Soon Y Y,Lee K M,et al. Long-term outcomes after reirradiation in nasopharyngeal carcinoma with intensity-modulated radiotherapy:a meta-analysis[J]. Head Neck,2018,40(3):622-631.

[5] Chan A T,Hsu M M,Goh B C,et al. Multicenter,phase Ⅱ study of cetuximab in combination with carboplatin in patients with recurrent or metastatic nasopharyngeal carcinoma[J]. J Clin Oncol,2005,23(15):3568-3576.

[6] Yang Y P,Qu S,Li J G,et al. Camrelizumab versus placebo in combination with gemcitabine and cisplatin as first-line treatment for recurrent or metastatic nasopharyngeal

carcinoma（CAPTAIN-1st）：a multicentre，randomised，double-blind，phase 3 trial[J]. Lancet Oncol,2021,22(8)：1162-1174.

[7]　Ma B B Y,Lim W T,Goh B C,et al. Antitumor activity of nivolumab in recurrent and metastatic nasopharyngeal carcinoma：an international,multicenter study of the Mayo Clinic phase 2 consortium（NCI-9742）[J]. J Clin Oncol,2018,36(14)：1412-1418.

[8]　Chen M Y, Wen W P, Guo X, et al. Endoscopic nasopharyngectomy for locally recurrent nasopharyngeal carcinoma[J]. Laryngoscope,2009,119(3)：516-522.

[9]　Emanuelli E,Albu S,Cazzador D,et al. Endoscopic surgery for recurrent undifferentiated nasopharyngeal carcinoma [J]. J Craniofac Surg,2014,25(3)：1003-1008.

[10]　Tsang R K,To V S,Ho A C,et al. Early results of robotic assisted nasopharyngectomy for recurrent nasopharyngeal carcinoma[J]. Head Neck,2015,37(6)：788-793.

[11]　You R, Zou X, Hua Y J, et al. Salvage endoscopic nasopharyngectomy is superior to intensity-modulated radiation therapy for local recurrence of selected T_1-T_3 nasopharyngeal carcinoma—a case-matched comparison [J]. Radiother Oncol,2015,115(3)：399-406.

[12]　Liu Y P, Wen Y H, Tang J, et al. Endoscopic surgery

compared with intensity-modulated radiotherapy in resectable locally recurrent nasopharyngeal carcinoma: a multicentre, open-label, randomised, controlled, phase 3 trial[J]. Lancet Oncol,2021,22(3):381-390.

（张占洁　钟刚　张小萌　杨坤禹）

病例 9　EBV 相关的淋巴增殖性疾病

【病例简介】

现病史:患者于 2021 年 8 月无明显诱因出现鼻塞伴间断发热,当地医院行鼻咽镜示鼻咽新生物,进一步行鼻咽活检示小细胞恶性肿瘤可能。遂来我院就诊,以"鼻咽恶性肿瘤"入院。

入院查体:ECOG 评分为 0 分。双颈可触及多发肿大淋巴结,最大直径约 2 cm,边缘光滑,活动度差,无压痛。

【影像学及实验室检查】

1. 鼻咽+颈部增强 MRI 检查

鼻咽顶后壁占位,考虑为恶性肿瘤性病变可能,需结合临床;双侧颈部多发肿大淋巴结(图 9-1)。

2. 全身 PET-CT 检查

鼻咽顶后壁软组织增厚,代谢异常增高,SUV_{max} 9.7,考虑符合恶性肿瘤性病变征象(图 9-2、图 9-3)。

双侧咽旁以及双侧颈部 Ⅱ、Ⅲ、Ⅴ 区多发淋巴结,代谢增高,SUV_{max} 3.0~4.0,考虑多为转移性病变。

脾大,代谢弥漫性增高。

3. 实验室检查

血浆 EBV-DNA 定量检测:1.15×10^3 copies/mL。

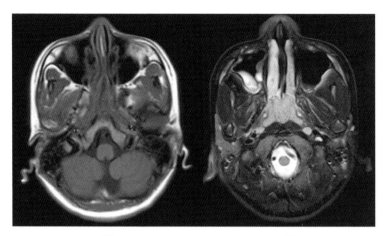

T1　　　　　　　　　　　T2

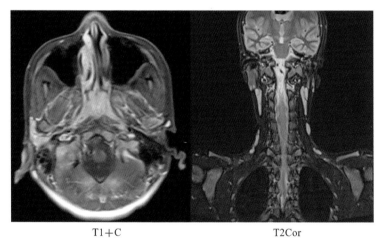

T1+C　　　　　　　　　　T2Cor

图 9-1　鼻咽＋颈部增强 MRI 检查影像

β2 微球蛋白:5.3 mg/L。

淋巴细胞:6.26×10⁹/L。

4. 病理会诊结果

(鼻咽部)EBV 阳性的 B 细胞增殖性疾病。

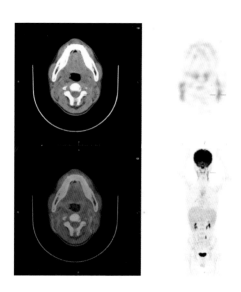

图 9-2　全身 PET-CT 检查影像（1）

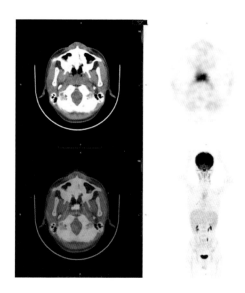

图 9-3　全身 PET-CT 检查影像（2）

镜下见炎性渗出及数小块淋巴组织增生的黏膜组织,细胞呈多形性,存在挤压,散在大细胞,该大细胞表达 CD20 及 EBER,Ki-67 高增殖;符合 EBV 感染。建议密切随访观察,若有必要须再取活检。

免疫组化染色示大细胞:CD20(＋),CD3(－),CD21(残存FDC 网＋),TDT(－),CD56(－),Desmin(－),PCK(－),Ki-67(LI 约 60％)(图 9-4)。

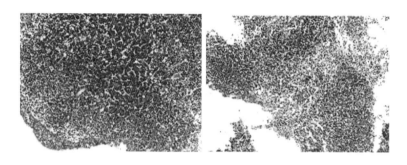

图 9-4　鼻咽部活检免疫组化

原位杂交检测 EBV:EBER(＋)。

诊断:

(1)鼻咽肿瘤

(2)发热待查

【病例讨论】

讨论目的:区分 EBV 相关的淋巴增殖性疾病与鼻咽癌等EBV 相关肿瘤。

讨论科室:病理科、影像科、耳鼻咽喉头颈外科、肿瘤科。

讨论意见：

影像科：患者鼻咽＋颈部增强 MRI 和全身 PET-CT 检查显示，患者鼻咽顶后壁软组织增厚，代谢异常增高，同时伴有双侧咽旁以及双侧颈部Ⅱ、Ⅲ、Ⅴ区多发淋巴结，代谢增高。该患者的影像学表现符合鼻咽癌常见的影像学表现，因此考虑患者为鼻咽癌可能，但外院的鼻咽活检并不支持鼻咽癌诊断，建议再行鼻咽活检或者颈部淋巴结活检以明确诊断。

耳鼻咽喉头颈外科：EBV 相关的淋巴增殖性疾病在临床上并不多见，表现多样，临床诊断与鉴别具有较大的难度。与 EBV 感染相关的淋巴细胞增生性疾病包括非肿瘤性增生性疾病和肿瘤性疾病，前者主要包括传染性单核细胞增多症、慢性活动性 EBV 感染及 EBV 相关噬血细胞淋巴组织细胞增生症；后者主要包括霍奇金淋巴瘤、伯基特淋巴瘤、免疫缺陷相关的淋巴增殖性疾病、NK／T 细胞淋巴瘤等。有相当一部分患者可以从非肿瘤性增生性疾病演变成肿瘤性疾病。因此，即便外院的鼻咽活检不支持肿瘤性病变，也不能排除存在肿瘤可能。建议再次活检，必要时可鼻咽及颈部淋巴结多点活检。

肿瘤科：患者有长期广东生活史，同时合并有 EBV 感染，根据鼻咽癌流行病学特点及患者影像学表现，考虑鼻咽癌可能性大。外院的活检提示病变组织广泛淋巴细胞浸润，其实也符合鼻咽癌富含淋巴细胞浸润的病理学特点，因此，建议再次活检，必要时可鼻咽及颈部淋巴结多点活检。

治疗过程：患者于 2021 年 9 月 5 日行左侧颈部淋巴结切除活检，于 2021 年 9 月 15 日行鼻咽病灶切除术。

最终病理:(1)(左侧颈部淋巴结)病毒性淋巴结炎,EBV感染。

送检淋巴结镜下滤泡间区扩大,增生细胞混杂,免疫组化染色结果:CD3、CD5、CD43、CD20 和 PAX5 显示 T 细胞、B 细胞区域分布尚规则,以 T 细胞增生为主,CD21 显示 FDC 网存在,IgD示套区存在,CD8 阳性细胞数量稍多于 CD4 阳性细胞,Ki-67 示滤泡间内增殖活性约 40%;CD10、TdT 及 CD30 散在阳性。

原位杂交检测 EBV:EBER(+,热点区域 20~50/HPF),EBER+CD79a、EBER+CD3 双染显示 EBER 阳性细胞为 B 细胞(图 9-5)。

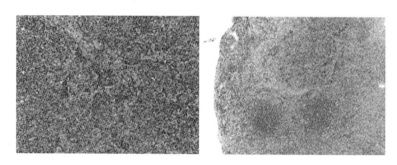

图 9-5　颈部淋巴结原位杂交 EBV 检测

(2)(鼻咽)呈慢性炎症变化的黏膜组织伴淋巴组织增殖,符合 EBV 感染。

黏膜内增生的淋巴组织,其增生细胞混杂,可见淋巴滤泡,免疫组化染色结果:CD3、CD5、CD43 和 CD20 显示 T 细胞、B 细胞混杂,以 T 细胞增生为主,T 细胞、B 细胞区域分布尚规则,CD8阳性细胞数量稍多于 CD4 阳性细胞,CD21 显示 FDC 网可见,IgD 示套区存在,Ki-67 示滤泡间内增殖活性约 30%,TdT 及

CD30 散在阳性,上皮细胞中 PCK 未见异常分布。

原位杂交检测 EBV:EBER(+,热点区域 20~30/HPF)(图 9-6)。

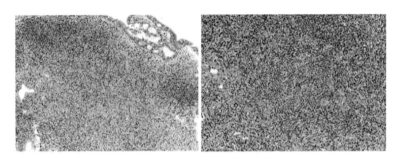

图 9-6 鼻咽活检组织原位杂交 EBV 检测

最终诊断:EBV 相关的传染性单核细胞增多症。

【要点总结】

EBV 是嗜人类淋巴细胞的 γ-DNA 疱疹病毒,可侵及 B 细胞、T 细胞及 NK 细胞,其中以 B 细胞最常见,主要的传播途径是通过口咽分泌物经密切接触传染,感染人群普遍存在,世界上约 90%的成人血清抗 EBV 抗体呈阳性,绝大多数患者终身携带病毒而不表现出临床症状,呈现隐性感染。儿童时期或机体抵抗力降低时,潜伏在 B 细胞内的 EBV 被激活,活动性复制,病变可累及全身各个系统,临床表现复杂多样。与 EBV 感染相关的淋巴细胞增生性疾病包括非肿瘤性增生性疾病和肿瘤性疾病,前者主要包括传染性单核细胞增多症(infectious mononucleosis,IM)、慢性活动性 EBV 感染(chronic active EBV infection,CAEBV)、EBV 相关噬血细胞淋巴组织细胞增生症(EBV associated hemophagocytic lymphohistiocytosis，EBV-HLH）；后者主要包括霍奇金淋巴瘤（Hodgkin lymphoma，HL）、伯基特淋巴瘤（Burkitt lymphoma，BL）、免疫缺陷相关的淋巴增殖性疾病、NK／T 细胞淋巴瘤等。

IM 是其中体征轻微、病程自限、预后良好的类型。EBV 原发感染后患儿临床症状通常不明显，年龄＜6 岁的儿童多为无症状感染或仅有轻微的上呼吸道症状等非特异性表现。感染 EBV 的青少年进展为 IM 的概率约 50％。目前，IM 的发病机制尚未完全清楚，主要认为 EBV 通过病毒外膜糖蛋白（gp350／220）与 B 细胞表面的 CR2（complement receptor 2）结合而进入受感染的 B 细胞内增殖，使 B 细胞表面抗原发生改变，从而引起 T 细胞的强烈免疫应答而转化为细胞毒性 T 细胞（CTL，主要为 CD8$^+$ T 细胞），引起一系列临床症状。IM 临床表现主要如下：①发热，无固定热型，体温一般为 38～39 ℃，持续时间大多 1～2 周；②咽峡炎，可累及咽部、扁桃体及悬雍垂，伴扁桃体肿大、上腭斑；③淋巴结肿大，以颈部淋巴结最常见；④肝脾肿大，部分患者伴有肝功能异常；⑤眼睑水肿等。目前国际上仍较多采用 Hoagland 提出的标准：①临床三联征：发热、咽峡炎、淋巴结病。②外周血淋巴细胞比例≥50％和异型淋巴细胞比例≥10％。③血清嗜异凝集抗体阳性。我国的诊断标准主要包括临床和实验室诊断标准。临床诊断标准：临床症状中包含至少 3 项（发热、咽扁桃体炎、颈淋巴结肿大、肝脏肿大、脾脏肿大、眼睑水肿），实验室指标外周血异型淋巴细胞比例≥10％和（或）淋巴细胞计数增多≥5.0×10^9／L。实验室诊断标准：临床症状中包含至少 3 项（发热、咽扁桃体炎、颈淋巴结肿大、肝脏肿大、脾脏肿大、眼睑水肿)和实验室指标中包含至少 1 项(①抗 EBV-CA-IgM 和抗 EBV-CA-IgG 抗体阳性,且抗 EBV-NA-IgG 阴性;②抗 EBV-CA-IgM 抗体阴性,但抗 EBV-CA-IgG 抗体阳性,且为低亲和力抗体;③双份血清抗 EBV-CA-IgG 抗体滴度呈 4 倍以上升高)。

大多数 IM 患者可自行恢复,预后良好。目前尚无特异性的治疗手段,以退热、护肝等对症治疗为主,可同时给予抗病毒治疗,如阿昔洛韦、更昔洛韦和伐昔洛韦等可抑制 EBV 复制并减少病毒脱落,干扰素不仅能够诱导宿主细胞产生抗病毒蛋白,还可调节 CTL、NK 细胞和巨噬细胞对病毒感染靶细胞的杀伤作用,起到抗病毒及免疫调节双重作用,同时抑制病毒复制、阻断病毒感染或扩散。应用疫苗进行治疗和预防尚处于试验阶段,目前尚无正式上市、投入临床使用的 EBV 疫苗。

参考文献

[1] Hurt C, Tammaro D. Diagnostic evaluation of mononucleosis-like illnesses[J]. Am J Med, 2007, 120(10):911. e1-e8.

[2] Dunmire S K, Hogquist K A, Balfour H H. Infectious mononucleosis[J]. Curr Top Microbiol Immunol, 2015, 390 (Pt 1):211-240.

[3] Hutt-Fletcher L M. Epstein-Barr virus entry[J]. J Virol, 2007, 81(15):7825-7832.

[4] Ebell M H. Epstein-Barr virus infectious mononucleosis [J]. Am Fam Physician, 2004, 70(7):1279-1287.

[5] 中华医学会儿科学分会感染学组,全国儿童 EB 病毒感染协作组.儿童主要非肿瘤性 EB 病毒感染相关疾病的诊断和治疗原则建议[J].中华儿科杂志,2016,54(8):563-568.

[6] De Paschale M,Clerici P. Serological diagnosis of Epstein-Barr virus infection:problems and solutions[J]. World J Virol,2012,1(1):31-43.

（洪晓华　石亮亮　邹枕玮　丁乾　彭纲　杨坤禹）

第三篇

头颈部少见肿瘤病例分享

病例 10　EBER(十)鼻腔鼻窦癌的治疗

【病例简介】

现病史:患者于 2020 年 4 月无明显诱因出现左侧面部肿胀疼痛,自觉渐进性增大,伴左侧鼻塞、鼻腔出血和左侧牙痛,于 2021 年 4 月 28 日行鼻内镜下鼻腔鼻窦肿瘤切除术,病理示(左侧鼻腔鼻窦)非角化性癌,分化型。原位杂交检测示 EBER(十)。

专科体检:PS 评分为 0 分,左侧面部肿胀,左眼轻度突出。

【影像学及实验室检查】

1. 血浆 EBV-DNA 定量检测

1.4×10^4 copies/mL。

2. 鼻窦增强 MRI 检查

左侧上颌窦-鼻道-筛窦见等 T1、等 T2 信号肿块填充,形态不规则,大小为 53 mm×37 mm×63 mm(较大截面积×上下径),增强扫描明显均匀强化,向下累及左侧上颌骨及牙槽骨致其骨质破坏,向左上突入左侧眼眶内,与左眼下直肌、内直肌分界不清,左侧上颌窦及筛窦窦壁、左侧鼻骨多发骨质破坏(图 10-1)。

3. 全身 PET-CT 检查

左侧上颌窦-鼻道-筛窦见异常软组织密度影,病变向上侵及左侧内直肌、上斜肌、下直肌,向下侵及左侧上颌骨及牙槽骨,向

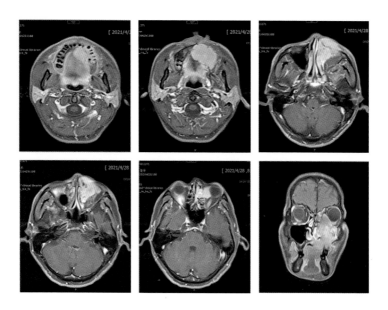

图 10-1　初诊增强 MRI 检查影像

左侵袭左侧上颌窦,向右与鼻中隔关系密切,病变致左侧鼻甲、上颌窦、筛窦窦壁骨质破坏,相应区域代谢异常增高,SUV_{max} 3.4～8.7,考虑恶性肿瘤病变伴邻近组织受累(图 10-2)。

左侧颈部 I_B 区及 II_A 区多发小淋巴结,代谢增高,SUV_{max} 1.9～3.3。建议密切随访观察以排除转移性病变。

诊断:

左侧鼻腔鼻窦非角化性癌(分化型),$cT_{4a}N_{2b}M_0$ Ⅳ 期(EBER+)

【治疗过程】

2021 年 5 月 7 日、5 月 29 日、6 月 20 日行 3 个周期 TP 方案(白蛋白紫杉醇 260 mg/m² + 奈达铂 80 mg/m²)化疗。

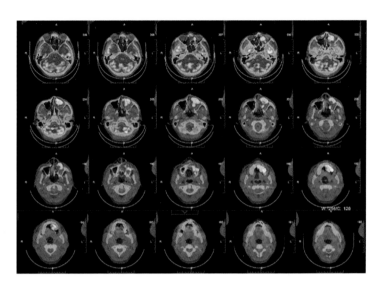

图 10-2 初诊 PET-CT 检查影像

治疗后复查结果如下。

血浆 EBV-DNA:未检出。

鼻窦 MRI:左侧上颌窦-鼻道-筛窦见不规则稍等 T1、稍长 T2 软组织信号,大小约 39 mm×16 mm×43 mm(较大截面积×上下径),较前明显缩小(图 10-3)。

【病例讨论】

讨论目的:制订进一步治疗方案。

讨论科室:耳鼻咽喉头颈外科、肿瘤科。

讨论意见:

耳鼻咽喉头颈外科:患者经过化疗后肿块明显缩小,但是病灶范围大,手术治疗可能无法完整切除,并且难以重建,可能严重影响患者的生活质量,不建议手术。

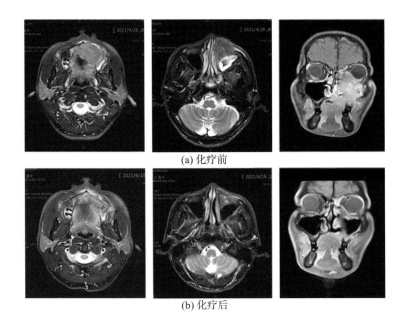

(a) 化疗前

(b) 化疗后

图 10-3 新辅助化疗前后 MRI 影像对比

肿瘤科:患者化疗有效,可以行根治性放疗,同步化疗,尽可能保全患者容貌及器官功能。

治疗过程:2021 年 7 月 12 日行鼻腔鼻窦颈部淋巴结引流区 IMRT:PGTVnx＝70 Gy/33 F,PGTVnd＝70 Gy/33 F,PCTV1 ＝60 Gy/33 F,PCTV2＝54 Gy/33 F。同步顺铂 100 mg/m^2 化疗 2 个周期。

【要点总结】

鼻腔及鼻窦癌大部分发生于 40～60 岁,除早期者外,两者常合并出现。大部分患者发现时肿瘤已广泛扩散到相邻组织,很难区分哪一个是原发。鼻窦癌(sinonasal carcinoma,SNC)发病率较低,占所有恶性肿瘤的 0.5%,占头颈癌的 3%,男性发病率为百万分之十,女性发病率为百万分之五。最常见的组织学亚型是鳞状细胞癌(squamous cell carcinoma,SCC),占比超过 60%。尽管治疗技术不断进步,但 SNC 的局部失败率和死亡率仍然很高。有研究发现,鼻窦鳞状细胞癌患者的 5 年生存率和无进展生存率分别为 58.1% 和 52.6%。82.5% 的患者接受新辅助化疗后肿瘤缩小。生存率、无进展生存率和局部控制率的降低与眼眶、周围软组织和颅内的累及有关。不良预后通常是由于前期无特异性症状导致诊断较晚,绝大部分患者发现时已经是局部晚期。此外,由于靠近眼眶、颞下窝、颅底及颈动脉等重要结构,想要通过手术 R0 切除肿瘤存在困难。尤其是延伸至颞下窝或颅底孔时会导致肿瘤边界不清,妨碍其广泛切除。因此,SNC 的治疗一般包括以放化疗或手术为基础的多模式治疗,之后行单纯辅助放疗或同步放化疗。

鼻窦鳞状细胞癌的转移相对罕见,最常发生在确诊后的第一年。在所有鼻窦恶性肿瘤的组织学亚型中,有 14.3% 被报道存在淋巴结转移,1.6% 被发现有远处转移。尽管比例很低,部分临床医生仍推荐预防性颈部清扫或前哨淋巴结活检。鼻窦鳞状细胞癌的转移相关因素尚不明确。有研究发现,鼻窦鳞状细胞癌中有 45% 的患者为 EBV 阳性,并且只有这些 EBV 阳性的患者发生淋巴结或远处转移。因此,EBV 阳性肿瘤患者可能是一个高风险亚群,需要对局部和远处转移进行严密的随访,若行手术治疗则建议对该类患者进行颈部清扫。但是,也有研究发现鼻窦鳞状细胞癌中 EBV 阳性的比例极低,因此认为该病毒在鼻窦癌的发病和预后中起着非常特殊的作用还为时过早。

参考文献

[1] Maghami E, Kraus D H. Cancer of the nasal cavity and paranasal sinuses[J]. Expert Rev Anticancer Ther,2004,4(3):411-424.

[2] Sanghvi S, Khan M N, Patel N R, et al. Epidemiology of sinonasal squamous cell carcinoma: a comprehensive analysis of 4994 patients[J]. Laryngoscope,2014,124(1):76-83.

[3] Paré A, Blanchard P, Rosellini S, et al. Outcomes of multimodal management for sinonasal squamous cell carcinoma[J]. J Craniomaxillofac Surg, 2017, 45(8):1124-1132.

[4] Nishino H, Takanosawa M, Kawada K, et al. Multidisciplinary therapy consisting of minimally invasive resection, irradiation, and intra-arterial infusion of 5-fluorouracil for maxillary sinus carcinomas[J]. Head Neck,2013,35(6):772-778.

[5] Tiwari R, Hardillo J A, Mehta D, et al. Squamous cell carcinoma of maxillary sinus[J]. Head Neck,2000,22(2):164-169.

[6] Pickhard A, Durst F, Staudenmaier R, et al. Management and prognosis of patients with squamous cell carcinomas of

the nasal cavity and the paranasal sinuses[J]. Laryngorhinootologie,2012,91(10):627-632.

[7] Bhattacharyya N. Cancer of the nasal cavity:survival and factors influencing prognosis[J]. Arch Otolaryngol Head Neck Surg,2002,128(9):1079-1083.

[8] Ene P,Popescu R C,Voiculescu S,et al. Sentinel lymph node-work hypothesis in sinonasal carcinoma treatment [J]. Maedica(Bucur),2011,6(4):308-312.

[9] Doescher J,Piontek G,Wirth M,et al. Epstein-Barr virus infection is strictly associated with the metastatic spread of sinonasal squamous-cell carcinomas[J]. Oral Oncol,2015, 51(10):929-934.

[10] Bakhtin A A,Bykova V P,Daikhes N A,et al. Human papillomavirus and Epstein-Barr virus in the pathogenesis of inverted papilloma and associated sinonasal carcinoma [J]. Arkh Patol,2018,80(4):3-8.

（周潇殊　吴边　周彦　马辉　肖桂香　黄晶　张小萌）

病例 11 INI-1 缺失性鼻腔鼻窦癌

【病例介绍】

现病史:患者于 2021 年 7 月开始无明显诱因出现间断涕中带血丝,无发热,无其他不适,未予重视,未行治疗。2021 年 8 月患者再次出现鼻出血,量少,当地医院检查发现鼻腔肿物。患者遂来我院门诊,于 2021 年 8 月 25 日行鼻腔肿物切除术,病检示(右中鼻道带蒂新生物)INI-1 缺失性鼻腔鼻窦癌。免疫组化染色示 PCK(部分+),EMA(部分+),p40(部分+),p63(部分+),CK5/6(灶状+),INI-1(-),p16(-),SYN(灶状+),CD56(-),CgA(-),SOX10(-),S-100(-),CD99(部分+),NUT(-),CD34(-),Desmin(-),Ki-67(LI 80%)。荧光原位杂交示 EBER(-)。患者于 2021 年 9 月 16 日行"鼻内镜下鼻腔鼻窦肿瘤(右侧)+鼻内镜下额隐窝术(经额窦良、恶性肿瘤)(右侧)+鼻内镜下泪囊鼻腔吻合术(右侧)+鼻内镜下鼻息肉切除术(左侧)"。术后病理:①(右侧鼻腔鼻窦肿物)查见癌组织残留,诊断 INI-1 缺失性鼻腔鼻窦癌;②(右侧泪囊表面组织)查见癌组织累及。PCK(+),EMA(+),INI-1(-)。患病以来,患者精神尚可,食欲可,睡眠差,大小便正常,体重无明显改变。

既往史:无特殊。

个人史:吸烟、饮酒史无特殊。

【影像学及实验室检查】

2021 年 10 月 16 日术后复查 MRI

筛窦及鼻道术后改变,右侧鼻腔及筛窦黏膜稍厚、强化;部分鼻窦炎;双侧下鼻甲肥大;鼻中隔稍偏曲;颈部未见明显肿大淋巴结(图 11-1)。

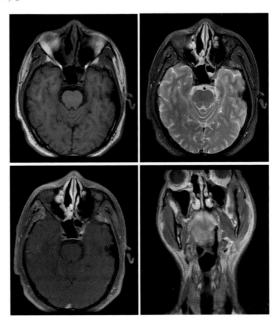

图 11-1 术后 MRI 检查影像

【病例讨论】

讨论科室:病理科、影像科、耳鼻咽喉头颈外科、放化疗科。

讨论意见:

病理科:INI-1 缺失在病理学上的发生率非常低,其特点是在形态学上没有典型特征,免疫组化一般呈阴性,难以分类,主要呈现低分化及未分化的形态,因此如果遇到形态上无法区分的低分化肿瘤,会加做 INI-1 的荧光原位杂交(FISH)来进一步明确。

影像科:患者影像提示肿瘤原发于鼻腔,并向上侵犯筛窦、额窦等处。

耳鼻咽喉头颈外科:该患者行内镜下手术后,为 R1 切除,此处的解剖结构复杂,难以切除完全,为保障患者的生活质量和面容,建议行后续放疗。

放化疗科:INI-1 是一个抑癌基因,其缺失主要发生在上皮样肉瘤中,既往文献提示在鼻腔鼻窦癌中 INI-1 缺失的发生率为 5%,中位生存时间为 22 个月,极易发生局部复发与远处转移,预后差。因此全身治疗非常重要,可以参考小细胞肺癌治疗原则。对于该肿瘤,同步放化疗以及辅助化疗是必需的,而且要密切随访,从而积累数据和临床经验。

治疗过程:患者于 2021 年 10 月 20 日至 2021 年 12 月 14 日接受了 EP 方案化疗 3 个周期。2022 年 1 月 12 日至 2022 年 2 月 25 日行右侧鼻腔＋筛窦＋右上颈部放疗,处方剂量:PGTV＝63 Gy/30 F,PCTV1＝60 Gy/30 F,PCTV2＝50 Gy/30 F。2022 年 1 月 16 日、2022 年 2 月 23 日行 EP 方案同步化疗 2 个周期。

【要点总结】

INI-1(SMARCB1,BAF47)缺失性鼻腔鼻窦癌是在 2017 年《WHO 头颈部肿瘤分类》(第四版)鼻腔鼻窦未分化癌中新出现的一个分子特征,因其是否代表一种独特的亚型尚未明确,因此仍然将其保留在未分化癌中。这是一类高度侵袭性的恶性肿瘤，组织学上大多数病例呈现未分化癌或非角化性鳞状细胞癌或基底细胞样鳞状细胞癌的细胞形态学特征(图 11-2)：浸润性癌巢聚集成簇或成片，在坏死碎片的背景中肿瘤细胞呈椭圆形或多边形，细胞质较少，但至少部分成分具有丰富和偏心的嗜酸性胞质，细胞边界不清晰，具有局灶横纹肌样外观但无明显的腺样或鳞状分化。其分子标志是免疫组化肿瘤细胞 INI-1 表达的完全缺失，

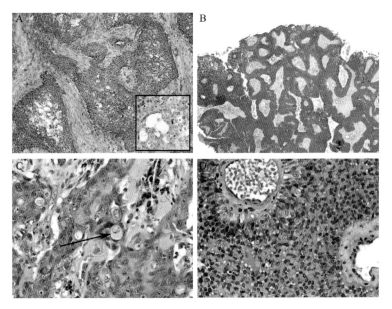

图 11-2　病理学检查结果(1)

A. INI-1 缺失性鼻腔鼻窦癌的主要组织学类型为在促纤维增生基质中生长的基底样肿瘤细胞，具有嗜碱性细胞巢和高核质比，非特异性空泡常见；B. 某些病例中，肿瘤呈倒置向下的生长模式，就像向下生长的 Schneiderian 乳头状瘤；C. 罕见的、单个分散的浆细胞样/横纹肌样细胞(箭头所示)；D. 一例肺转移患者中可见主要是浆细胞样/横纹肌样细胞

而在间质细胞中INI-1表达正常(图 11-3)。这与大多数病例中INI-1 的纯合缺失有关,当然也有少数病例为杂合性缺失。

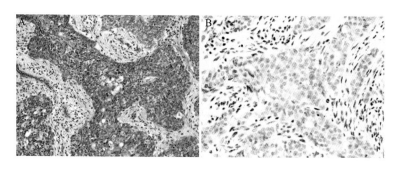

图 11-3　病理学检查结果(2)

A.大多数癌由基底样癌巢和小叶组成,中间有促纤维增生基质;B.所有肿瘤细胞都
表现出完全缺失的 INI-1 染色,而基质和炎性细胞作为内部阳性对照

　　INI-1 基因位于染色体 22q11.2,其编码的蛋白质在真核细胞核内表达,是 SWI/SNF 复合体的核心亚单位之一。SWI/SNF 是进化上保守的含多个亚单位的染色质重塑复合体,它利用 ATP 水解的能量来动员核小体并重塑染色质。越来越多的证据表明 SWI/SNF 复合体在肿瘤发生及发展中具有重要作用,它的多个亚单位具有内源性的肿瘤抑制活性或者为其他抑癌基因的激活所必需。作为 SWI/SNF 复合体的核心亚单位,INI-1 参与调节多种分子信号通路,包括通过激活 PRC2 调节表观遗传导致下游基因沉默和染色质重塑,抑制 cyclin D1,激活 RB 抑癌基因和诱导肿瘤抑制蛋白 p16 表达以实现细胞周期阻滞,抑制 WNT/β-catenin 信号通路等。INI-1 的缺失导致 SWI/SNF 复合体的功能失调,最终导致细胞的恶性转化和肿瘤进展。

　　INI-1 缺失性癌主要见于鼻腔鼻窦癌,发生率约为 5%,而在头颈癌中发生率只有 0.6%,全身其他部位发病极为罕见。肿瘤最常见发病部位为筛窦,大多数病例局部分期偏晚并侵犯周围骨质结构,少数病例伴有局部淋巴结和远处转移。

手术根治性切除为主要治疗方式,对于明确病理和分类至关重要,术后酌情辅以放化疗。远期预后差,在 10 个月的中位随访时间中出现局部区域复发或远处转移的患者分别占 1/3,主要的远处转移部位为肺和骨。中位生存时间约为 22 个月。

考虑到 INI-1 缺失性鼻腔鼻窦癌恶性程度高,易复发转移,本例患者在完全切除术后接受了 EP 方案化疗。遗憾的是未留下术前鼻内镜和 MRI 影像资料,另外随访时间尚短,治疗效果尚无法判断。

参考文献

[1] Thompson L D R, Franchi A. New tumor entities in the 4th edition of the World Health Organization classification of head and neck tumors: nasal cavity, paranasal sinuses and skull base[J]. Virchows Arch, 2018, 472(3):315-330.

[2] Agaimy A, Hartmann A, Antonescu C R, et al. SMARCB1 (INI-1)-deficient sinonasal carcinoma: a series of 39 cases expanding the morphologic and clinicopathologic spectrum of a recently described entity[J]. Am J Surg Pathol, 2017, 41(4):458-471.

[3] Allard F D, Bell D, Stelow E B. Cytopathologic features of SMARCB1 (INI-1)-deficient sinonasal carcinoma [J].

Cancer Cytopathol,2018,126(8):567-574.

[4] Bishop J A,Antonescu C R,Westra W H.SMARCB1(INI-1)-deficient carcinomas of the sinonasal tract[J]. Am J Surg Pathol,2014,38(9):1282-1289.

[5] Roberts C W, Orkin S H. The SWI/SNF complex—chromatin and cancer[J]. Nat Rev Cancer, 2004, 4 (2): 133-142.

[6] Kohashi K, Oda Y. Oncogenic roles of SMARCB1/INI1 and its deficient tumors[J]. Cancer Sci, 2017, 108 (4): 547-552.

[7] Neves-Silva R,Almeida L Y,Silveira H A,et al.SMARCB1 (INI-1) and NUT immunoexpression in a large series of head and neck carcinomas in a Brazilian reference center [J]. Head Neck,2020,42(3):374-384.

（杨劲松　钟刚　马辉　肖桂香　王彦君　杨坤禹）

病例 12 颅底脊索瘤

【病例简介】

现病史:患者于 2021 年 11 月初因"头痛 1 个月余"于云梦县人民医院中医科住院治疗,检查时发现鼻腔后部占位;2021 年 11 月 9 日胸部及鼻咽 CT 增强＋平扫提示:①两上肺陈旧性结核,左肺小结节,双侧胸膜粘连。②双侧上颌窦炎,双侧下鼻甲肥厚。③鼻咽腔占位(右侧咽隐窝、鼻咽腔顶后壁分别可见截面积约2.8 cm×3.2 cm、2.6 cm×3.5 cm 团块状软组织影,邻近骨质受侵蚀)。患者遂转入该院五官科住院治疗,行鼻息肉切除术、鼻咽腔新生物活检,术后病理结果示:(鼻咽部)黏液表皮样癌。后至我院行病理会诊提示:(鼻咽部活检组织)脊索瘤。免疫组化染色示肿瘤细胞:PCK(＋),EMA(部分＋),S-100(＋),Brachyury(弱＋),SOX10(－),CD68(－),p63(散在＋)。患者为求进一步诊治,遂就诊于我科。起病以来,患者精神、食欲、睡眠尚可,大小便正常,体力、体重无明显下降。

既往史:平时健康状况良好,既往无高血压、糖尿病等病史,否认乙肝病史。

个人史:从事油漆工 30 年,无饮酒、吸烟史,无冶游史,无放射性物质接触史,无吸毒史。

家族史:父母健在,无恶性肿瘤遗传病史。

重要体检结果:KPS 评分为 90 分,双侧瞳孔等大等圆,对光反射灵敏,鼻旁窦无压痛,伸舌居中,双侧扁桃体未见肿大,双侧颈部未及肿大淋巴结。

【影像学及实验室检查】

1. 2021 年 12 月 1 日鼻咽部 CT 平扫

鼻咽腔顶后壁可见团块状软组织影,邻近骨质受侵蚀(图12-1)。

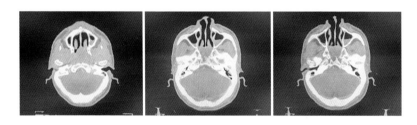

图 12-1 鼻咽部 CT 平扫影像

2. 2021 年 12 月 3 日(鼻咽部活检组织)脊索瘤,免疫组化染色

肿瘤细胞:PCK(＋),EMA(部分＋),S-100(＋),Brachyury(弱＋),SOX10(－),CD68(－),p63(散在＋)(图12-2)。

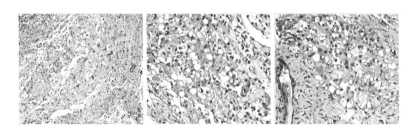

图 12-2 鼻咽部活检组织免疫组化染色结果

3. 2021 年 12 月 3 日鼻咽部增强 MRI 检查

后鼻腔-鼻咽右后侧哑铃状肿块影,大小约 4.5 cm×2.7 cm× 4.8 cm,呈长 T1、长 T2 信号,DWI(弥散加权成像)可见弥散受限,不均质轻中度强化,累及后鼻腔及斜坡,与双侧下鼻甲后缘界限不清,双侧咽鼓管圆枕、侧隐窝、咽鼓管咽口受压变窄、推移,右侧咽旁间隙明显变窄,肿块余边界尚清(图 12-3)。

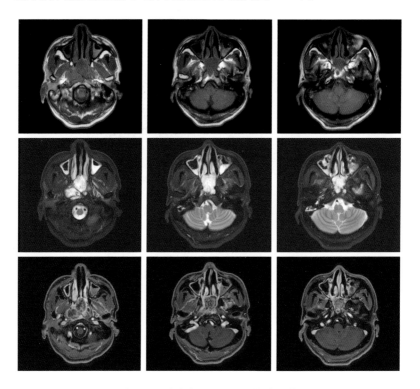

图 12-3 鼻咽部增强 MRI 检查影像

诊断:

颅底脊索瘤

【病例讨论】

讨论目的：①明确诊断；②制订治疗方案。

讨论时间：2021 年 12 月 9 日。

讨论科室：耳鼻咽喉头颈外科、肿瘤科、病理科、影像科。

讨论意见：

耳鼻咽喉头颈外科：脊索瘤比较少见，容易浸润性生长，多数无明显包膜，且位置深在，容易侵犯颅脑及重要神经血管。该病例影像学显示后鼻孔及斜坡受侵，并且与斜坡脊索瘤双侧的主要颅内血管非常接近，因此广泛的手术切除具有挑战性，不易彻底切除，并且需要联合神经外科共同手术，预期切除后复发风险极大。

肿瘤科：有足够手术切缘的整块切除是脊索瘤患者的首选治疗方式，整块切除/完整切除患者术后复发率远远低于不完整切除或病灶内切除等手术患者，无进展生存期(PFS)也远远高于不能完全切除的患者。该患者肿瘤位于颅底，病灶由斜坡前缘向前侵犯鼻腔，向上侵犯蝶窦，双侧咽鼓管圆枕、侧隐窝、咽鼓管咽口受压变窄，预计完整手术切除的难度较大，建议术后给予辅助放疗，增加局部控制率。由于脊索瘤对放射线相对不敏感，常规放疗通常只起到姑息性治疗的作用，如果患者经济条件允许，建议行质子或重离子放疗。另外，立体定向放射外科(stereotactic radiosurgery)和高剂量(70 Gy 以上)的常规放疗也是一种治疗选择。

40％的脊索瘤患者会出现全身转移，由于脊索瘤生长缓慢，对化疗不敏感,抗血管生成的靶向治疗和免疫治疗也可以考虑应用。

病理科:脊索瘤是一种源于脊索残留或可能来源于骨内良性脊索细胞的侵袭性肿瘤,多见于成人,少见于儿童。常发生于颅底、椎体和骶尾骨,偶有发生在鼻咽、口咽、鼻窦和颈部软组织的报道。

目前脊索瘤主要分为经典型脊索瘤(最常见)、软骨样脊索瘤(最佳预后)以及低分化和去分化脊索瘤(最不常见,预后最差)。经典型脊索瘤特点为分叶状结构,小叶间为纤维间隔,具有丰富的黏液样细胞外基质,其内可见柱状、条索状排列的大圆形或多角形肿瘤细胞。肿瘤细胞主要有两种:一种细胞较小,核圆形,细胞质红染,似上皮样细胞;另一种细胞空泡状,称为液滴状细胞,细胞质内大量黏液推挤细胞核靠边。软骨样脊索瘤可见丰富的软骨样或软骨组织,此型多见于颅底。去分化脊索瘤是双相性肿瘤,由典型的脊索瘤和高级别未分化梭形细胞肉瘤或骨肉瘤并存组成。

几乎所有的脊索瘤均表达 CK 和 Brachyury(它是除了血管母细胞瘤以外脊索瘤高度特异和敏感的标志物);大部分病例表达 EMA 和 S-100,低分化脊索瘤 S-100 多为阴性表达;INI-1 缺失多为低分化脊索瘤,儿童经典型脊索瘤 INI-1 也可呈阴性表达。去分化脊索瘤中的去分化成分不表达 CK、Brachyury、EMA 和 S-100,骶尾部去分化脊索瘤中的肿瘤成分和去分化成分均表达 INI-1。

本例患者 PCK(＋),EMA(部分＋),S-100(＋),Brachyury

（弱＋），符合脊索瘤诊断。

影像科：脊索瘤 CT 影像上多呈等密度或稍高密度影，常见斑片状或斑点状钙化，并且可见骨质破坏。MRI 检查显示肿瘤T1WI 呈低信号，T2WI 呈高信号，Flair 呈稍高信号，肿瘤内钙化、出血和囊变坏死区信号常不均质，增强扫描肿瘤强化不均匀，典型者呈蜂房样不均质强化。

本例患者 CT 影像见鼻咽部占位呈等密度，并可见斜坡骨质破坏。MRI 检查显示肿瘤呈长 T1、长 T2 信号，DWI 见弥散受限，不均质轻中度强化，累及后鼻腔及斜坡，符合脊索瘤影像学改变。

治疗过程及结局：本例患者入院后完善全身检查，未见远处转移。与患者充分沟通后，患者拒绝手术治疗和质子或重离子放疗。后给予根治性放疗，固定方式：头颈肩膜，靶区影像采用 CT／MRI 融合，GTV（肿瘤区）为鼻咽脊索瘤瘤体，处方剂量 70 Gy／30 F，CTV（临床靶区）为 GTV 在各方向根据不同组织外扩 10～20 mm，处方剂量 60 Gy／30 F。同步给予阿帕替尼 125 mg 口服，每日 1 次。

【要点总结】

脊索瘤是一种罕见的、具有局部侵袭性的肿瘤，起源于胚胎脊索结构的残余组织，可发生在中轴骨骼的任何部位，尤以骶尾部及颅底蝶枕部多见，大多发生在 40～70 岁的成人。在所有颅内肿瘤中，颅底脊索瘤占比不到 0.2％，总体发病率约为 0.08／10 万。

脊索瘤的组织病理学类型有经典型(常规型)、软骨样型和去分化型,前两类预后良好,3 年生存率为 90%,去分化型为 60%。

颅底脊索瘤约占脊索瘤的 35%,多来源于斜坡中线,位于硬膜外,呈缓慢浸润性生长。颅底脊索瘤的影像学特征对诊断有重大帮助。CT 可见起源于斜坡的软组织阴影,伴颅底广泛骨浸润,骨质破坏主要见于前床突、鞍背、斜坡等,瘤体可伴有小的结节状钙化。CT 增强扫描可轻度或中等强化。MRI 可见肿瘤 T1 加权像呈低信号,T2 加权像呈高信号,肿瘤内钙化、出血和囊变坏死区信号常不均匀,增强扫描肿瘤强化不均匀。Brachyury 是最近发现的一种新的脊索瘤特异性诊断标志物,几乎所有的脊索瘤均表达 Brachyury,但在去分化脊索瘤中往往不表达。

颅底脊索瘤的临床表现主要取决于肿瘤生长和侵袭范围,头痛为较常见的症状,多表现为进展缓慢的眶后钝痛,逐渐可出现复视、共济失调、垂体功能低下、神经功能障碍。

脊索瘤发病率低,目前缺乏标准治疗模式,完整手术切除是公认的根治性治疗手段。但是颅底脊索瘤由于肿瘤周围解剖结构复杂,往往无法做到根治性完整切除,多伴有肿瘤残留。颅底脊索瘤常用的神经外科入路包括经前颅底入路、额颞-眶颧入路、扩大颞-颅中窝入路、经枕髁入路、经上颌入路、扩大经蝶入路。Forsyth 等报道 51 例颅底脊索瘤患者,其中活检 11 例(22%),次全切除 40 例(78%),活检组的 5 年、10 年生存率分别为 36% 和 0%,次全切除组分别为 55% 和 45%。不完全手术切除、颅底位置、高龄、肿瘤体积大和肿瘤坏死与预后不良有关。

放疗在脊索瘤治疗过程中十分重要,术前放疗、辅助放疗、根治性放疗都有助于延长患者的 PFS,目前 γ 刀、射波刀、常规放疗均有应用,但无临床试验比较何种方式更优。Forsyth 等报道的 51 例颅底脊索瘤中患者中有 39 例术后接受传统放疗,平均治疗剂量为 50 Gy,结果提示放疗组与非放疗组 5 年生存率无显著性差异(均为 51%),但是术后加用传统放疗可使颅底脊索瘤患者的复发时间明显推后,5 年复发控制率从 17% 提高到 39%。

有研究报道 70 Gy/1.8～2.0 Gy 常规放疗和边缘剂量 13～20 Gy 的立体定向放射外科治疗颅底脊索瘤的 5 年局部控制率为 50%～76%,质子治疗和重离子治疗在脊索瘤中也有应用报道。72～76 GyE 质子治疗颅底脊索瘤的 5 年无复发生存率为 60%～81%。碳离子放疗治疗颅底肿瘤,特别是脊索瘤,肿瘤控制效果良好,并发症可接受。57.36 GyE/16 F/4 W 的碳离子照射脊索瘤的局部控制率达 90%。一项回顾性研究分析了碳离子照射治疗 389 例脊索瘤患者的预后情况,1 年、5 年、10 年的肿瘤局部控制率分别为 99%、80% 和 56%,生存率分别为 100%、94% 和 78%。

脊索瘤对化疗不敏感,以下一些靶向治疗在脊索瘤中均有报道:① 血小板源性生长因子受体(platelet-derived growth factor receptor,PDGFR)和干细胞因子受体(KIT):伊马替尼和达沙替尼。② 血管内皮细胞生长因子受体(vascular endothelial growth factor receptor,VEGFR):索拉非尼、帕唑帕尼、阿帕替尼和舒尼替尼。③ 表皮生长因子受体(epidermal growth factor receptor,EGFR)和人表皮生长因子受体 2(HER2/neu):吉非替尼、拉帕替尼、厄洛替尼和西妥昔单抗。④ 磷脂酰肌醇 3 激酶(phosphoinositide 3-

kinase,PI3K)/AKT/PTEN/mTOR 通路:西罗莫司和替西罗莫司。⑤PARP 抑制剂:奥拉帕利。这些靶向药物的疗效均需要更多临床研究进行证实。

免疫疫苗(如 Brachyury 疫苗)和免疫检查点抑制剂在脊索瘤中已经取得了令人兴奋的初步进展。研究发现脊索瘤组织中 CTLA-4 和 PD-L1 高表达,与预后相关。已有 PD-1 抑制剂(帕博利珠单抗和纳武单抗)应用于脊索瘤并获得疗效的报道。

参考文献

[1] Gay E, Sekhar L N, Rubinstein E, et al. Chordomas and chondrosarcomas of the cranial base:results and follow-up of 60 patients[J]. Neurosurgery, 1995, 36(5):887-896; discussion 896-897.

[2] McMaster M L, Goldstein A M, Bromley C M, et al. Chordoma:incidence and survival patterns in the United States,1973-1995[J]. Cancer Causes Control,2001,12(1): 1-11.

[3] Casali P G, Stacchiotti S, Sangalli C, et al. Chordoma[J]. Curr Opin Oncol,2007,19(4):367-370.

[4] Vujovic S, Henderson S, Presneau N, et al. Brachyury, a crucial regulator of notochordal development, is a novel biomarker for chordomas[J]. J Pathol, 2006, 209(2): 157-165.

[5] Forsyth P A, Cascino T L, Shaw E G, et al. Intracranial chordomas:a clinicopathological and prognostic study of 51 cases[J]. J Neurosurg,1993,78(5):741-747.

[6] Bohman L E, Koch M, Bailey R L, et al. Skull base chordoma and chondrosarcoma: influence of clinical and demographic factors on prognosis: a SEER analysis [J]. World Neurosurg,2014,82(5):806-814.

[7] Amichetti M, Amelio D, Minniti G. Radiosurgery with photons or protons for benign and malignant tumours of the skull base:a review[J]. Radiat Oncol,2012,7:210.

[8] Debus J, Schulz-Ertner D, Schad L, et al. Stereotactic fractionated radiotherapy for chordomas and chondrosarcomas of the skull base[J]. Int J Radiat Oncol Biol Phys,2000,47(3):591-596.

[9] Bugoci D M,Girvigian M R,Chen J C,et al. Photon-based fractionated stereotactic radiotherapy for postoperative treatment of skull base chordomas[J]. Am J Clin Oncol, 2013,36(4):404-410.

[10] Kano H, Sheehan J, Sneed P K, et al. Skull base chondrosarcoma radiosurgery: report of the North American Gamma Knife Consortium [J]. J Neurosurg, 2015,123(5):1268-1275.

[11] Fung V,Calugaru V,Bolle S,et al. Proton beam therapy

for skull base chordomas in 106 patients:a dose adaptive radiation protocol[J]. Radiother Oncol,2018,128(2): 198-202.

[12] Mizoe J E. Review of carbon ion radiotherapy for skull base tumors(especially chordomas)[J]. Rep Pract Oncol Radiother,2016,21(4):356-360.

[13] Lu V M,O'connor K P,Mahajan A,et al. Carbon ion radiotherapy for skull base chordomas and chondrosarcomas: a systematic review and meta-analysis of local control, survival,and toxicity outcomes[J]. J Neurooncol,2020, 147(3):503-513.

[14] Meng T,Jin J L,Jiang C,et al. Molecular targeted therapy in the treatment of chordoma:a systematic review[J]. Front Oncol,2019,9:30.

[15] Wedekind M F,Widemann B C,Cote G. Chordoma: current status,problems,and future directions[J]. Curr Probl Cancer,2021,45(4):100771.

[16] Migliorini D,Mach N,Aguiar D,et al. First report of clinical responses to immunotherapy in 3 relapsing cases of chordoma after failure of standard therapies[J]. Oncoimmunology,2017,6(8):e1338235.

[17] Mathios D,Ruzevick J,Jackson C M,et al. PD-1,PD-L1, PD-L2 expression in the chordoma microenvironment[J].

J Neurooncol,2015,121(2):251-259.

[18] He G, Liu X, Pan X, et al. Cytotoxic T lymphocyte antigen-4(CTLA-4)expression in chordoma and tumor-infiltrating lymphocytes(TILs)predicts prognosis of spinal chordoma[J]. Clin Transl Oncol,2020,22(12):2324-2332.

（邹枕玮　石亮亮　肖桂香　马辉　杨坤禹）

第四篇

头颈部转移癌病例分享

病例 13 p16 阳性食管癌腮腺转移

【病例简介】

现病史:患者于 45 日前发现左侧颈部包块,渐进性增大,目前有牵扯感,无疼痛,无瘙痒,皮肤表面无红肿破溃,无咳嗽、咳痰,无恶心、呕吐,无呼吸困难,无咽痛、吞咽梗阻感,无饮水吞咽疼痛,无发热,无声嘶等不适,其间在当地医院就诊口服半个月中药,未见明显好转,为进一步治疗来我院。

既往史:40 年前行阑尾切除术。

个人史:吸烟史,吸烟 40 年,每日 20 支。无饮酒史。

【影像学及实验室检查】

1. 2021 年 5 月 14 日颈部 MRI 检查

左侧腮腺下极见肿块影,呈长 T1、长 T2 信号,大小约 5.3 cm×4.3 cm×4.8 cm(横截面积×上下径),增强后呈环形强化,其内部见无强化坏死区。双侧颈部见散在淋巴结,大者短径约 7 mm(图 13-1)。

2. 2021 年 5 月 18 日行左侧腮腺浅叶切除术+腮腺肿瘤切除术

2021 年 5 月 24 日病理报告:

(左侧腮腺肿物)浸润或转移性鳞状细胞癌(中低分化)伴坏死,结合免疫组化染色结果,符合 HPV 相关的鳞状细胞癌;周边

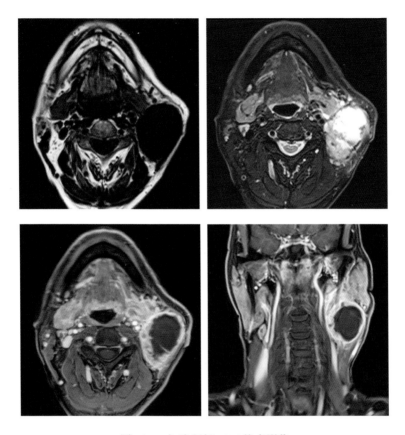

图 13-1　初诊颈部 MRI 检查影像

淋巴结(1/18)见癌转移。备注：多处取材制片，镜下未见腮腺结构；且唾液腺原发鳞状细胞癌罕见，须首先排除转移所致。免疫表型提示为 HPV 相关的鳞状细胞癌，建议临床完善相关检查，重点检查口咽、咽喉、鼻腔等部位，寻找原发癌灶。免疫组化染色示肿瘤细胞：PCK(＋)，CK5/6(＋)，p63(＋)，p40(＋)，p16(＞75％弥漫强＋)。原位杂交示：EBER(－)。

3. 2021 年 5 月 27 日 PET-CT 检查

左侧腮腺肿物切除术后,左侧腮腺及邻近左侧部皮下软组织肿胀,左侧腮腺深部及邻近左侧颈部多发软组织结节伴代谢异常增高,考虑多为恶性肿瘤性病变(图 13-2);左侧腮腺浅部及左颈部代谢弥漫性增高,考虑术后改变。食管胸中段代谢局限异常增高,建议进一步行消化内镜检查(图 13-3)。

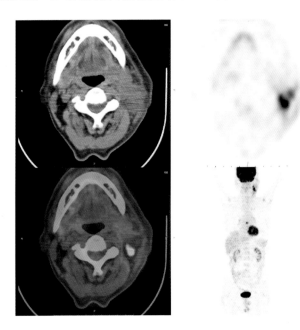

图 13-2 初诊 PET-CT 检查颈部淋巴结影像

4. 2021 年 5 月 29 日胃镜检查

距门齿约 30 cm 见半环周新生物,质脆,已活检;距门齿约 33 cm 可见片状黏膜发红,表面粗糙,质软,已活检(图 13-4)。

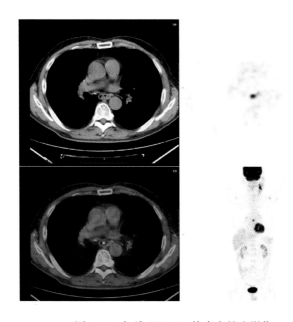

图 13-3　初诊 PET-CT 检查食管癌影像

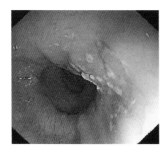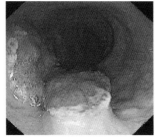

图 13-4　胃镜检查结果

5. 2021 年 6 月 1 日全麻下行双侧扁桃体肿物切除术＋支撑喉镜下喉部新生物显微切除术

2021 年 6 月 3 日病理报告：

（双侧）慢性扁桃体炎合并（左侧）扁桃体淋巴上皮囊肿。（会厌)呈慢性炎症改变的黏膜组织。

2021 年 6 月 5 日病理报告：

(食管距门齿 30 cm、33 cm 活检组织)鳞状细胞癌。免疫组化：(食管距门齿 30 cm 活检组织)p16(弥漫强＋)；(食管距门齿 33 cm 活检组织)p16(－)。

诊断：

食管中低分化鳞状细胞癌 $cT_2N_1M_1$(左侧颈部 II_B 区淋巴结、左侧腮腺)Ⅳ期

【病例讨论】

1. 第一次 MDT 讨论

讨论科室：病理科、影像科、耳鼻咽喉头颈外科、肿瘤科。

讨论意见：

病理科：患者左侧颈部包块病理提示为鳞状细胞癌(简称鳞癌)，p16(＞75％弥漫强＋)，EBER(－)。食管两处病灶均为鳞癌，其中一处为 p16 阳性。符合食管癌左侧颈部淋巴结转移。

影像科：患者左侧颈部肿块与腮腺下极分界不清，中心液化坏死明显。食管病灶较为局限，PET-CT 显示食管病变位于食管腔内，周围未见明显淋巴结转移。结合 PET-CT 和 MRI 考虑食管癌并左侧颈部 II 区淋巴结转移可能。

耳鼻咽喉头颈外科：患者以左侧颈部 II 区巨大肿块起病，肿块切除后显示转移性鳞癌，p16(＋)，EBER(－)。因此，原发病灶首先考虑 p16 阳性口咽癌可能。尽管 PET-CT 显示食管高代谢

病灶,活检提示食管鳞癌,但食管原发病灶较为局限,以左侧颈部Ⅱ区转移性淋巴结为首诊表现的食管癌并不多见,所以按照原发病灶不明的颈部转移性鳞癌诊治原则,行扁桃体切除术。但扁桃体和会厌活检术后病理未找到肿瘤细胞,排除口咽癌可能。结合患者食管病灶活检显示食管距门齿 30 cm 活检组织 p16 弥漫强阳性,考虑左侧颈部Ⅱ区巨大转移病灶来源于食管中段癌可能性较大。

肿瘤科:患者左侧颈部Ⅱ区转移性鳞癌在原发病灶不明情况下,首先考虑鼻咽、口咽、喉、下咽等部位隐匿性来源,EBER(一)基本排除鼻咽来源可能,p16(+)考虑口咽来源可能性大,但口咽活检术后未见肿瘤细胞,故排除口咽来源可能,下咽和喉部喉镜下均未发现可疑病灶,故以上常见头颈部鳞癌原发部位均可排除。结合食管中段活检病理与左侧颈部肿块病理均为鳞癌,且其中一处食管病灶 p16 阳性,考虑为食管癌原发可能性大。目前诊断为食管中段鳞癌并左侧颈部Ⅱ区淋巴结转移。按照目前的AJCC 第八版分期,左侧颈部Ⅱ区淋巴结转移属于远处转移,总体分期为Ⅳ期,所以下一步治疗首选化疗。

治疗过程及结局:2021 年 6 月 9 日、6 月 30 日行白蛋白紫杉醇＋顺铂＋卡瑞利珠单抗治疗 2 个周期。患者无严重不良反应,自觉左侧颈部肿胀较前明显好转。

2. 第二次 MDT 讨论

讨论时间:2021 年 7 月 6 日。

讨论科室:耳鼻咽喉头颈外科、肿瘤科、影像科。

讨论意见：

耳鼻咽喉头颈外科：从治疗反应看，患者左侧颈部转移灶部位对化疗联合免疫治疗是敏感的，间接证明食管癌并左侧颈部Ⅱ区淋巴结转移的诊断是成立的。

肿瘤科：患者为晚期食管癌，免疫治疗近年来在晚期食管癌二线治疗中已显示出良好的有效性和安全性，卡瑞利珠单抗已被写入2020版CSCO（中国临床肿瘤学会）指南作为食管鳞癌二线治疗首选方案。2021年6月6日，ESCORT-1st研究在美国临床肿瘤学会（American Society of Clinical Oncology，ASCO）年会公布，结果显示晚期食管鳞癌应用卡瑞利珠单抗联合化疗，中位生存期延长3.3个月，死亡风险下降30%。故根据最新研究进展，本例患者选用了卡瑞利珠单抗联合化疗作为一线治疗。目前2个周期治疗后患者原颈部包块处肿胀消退满意，建议继续化疗联合免疫治疗，之后酌情补充局部放疗。

治疗过程及结局：患者于2021年7月22日、10月19日行白蛋白紫杉醇＋顺铂＋卡瑞利珠单抗治疗2个周期，累计完成4个周期。第4周期前于2021年10月15日复查MRI提示左侧颈部包块处肿胀消退良好（图13-5）。患者耐受性好，但主观顾虑较多，不愿继续治疗。反复沟通后于2021年11月18日至2021年12月27日开始食管放疗：PGTV＝56 Gy/28 F，PCTV＝50.4 Gy/28 F。11月19日同步免疫治疗1个周期，过程顺利。放疗结束后单纯免疫治疗维持。2022年3月23日至2022年4月25日行颈部病灶瘤床放疗：PCTV＝60 Gy/24 F。

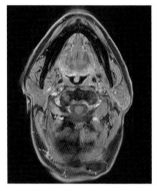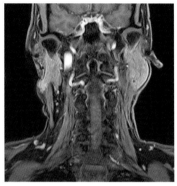

图 13-5　治疗后 MRI 检查影像

【要点总结】

　　此例患者为 63 岁男性,以颈部肿块起病,病变巨大,位于左侧颈部Ⅱ区,与左侧腮腺及周围组织关系密切,分界不清。肿块切除术后病理提示:转移性鳞癌,p16(＞75％弥漫强＋),EBER(－)。考虑诊断为 p16 阳性的原发病灶不明的颈部转移性鳞癌。由于口咽癌在 p16 阳性的原发病灶不明的颈部转移性鳞癌原发病灶中占有很高比例(60％以上),ASCO 指南和 CSCO 指南均推荐进行诊断性扁桃体切除术以寻找原发病灶。虽然在术前 PET-CT 和胃镜检查发现食管中段新生物,但由于患者无吞咽困难等食管癌相关常见症状,且食管癌首诊即转移至颈部Ⅱ区淋巴结非常少见,尤其是 p16 阳性在食管癌中更为少见而意义未明,故术前考虑颈部转移癌原发于口咽癌可能性更高,食管新生物有可能为第二原发癌,故为寻找原发病灶而行扁桃体切除术。但扁桃体切除术后病理并未找到原发病灶,而食管活检病理提示食管癌呈两灶,其中一灶呈 p16(+)。最终诊断为食管中低分化鳞癌 $cT_2N_1M_1$(左侧颈部 II_B 区淋巴结、左侧腮腺)IV 期 p16(+)。

在口咽鳞癌中,HPV 感染作为致病因素与患者的临床表现和预后密切相关。p16 免疫组化可作为 HPV 感染状态的替代检测方法,以肿瘤细胞核和细胞质中到重度染色比例≥70% 作为阳性判断标准,其结果与 HPV 检测金标准(DNAISH)的一致性可达到 80%～96%。p16 阳性患者总生存期明显超过 p16 阴性患者。但在非口咽鳞癌或口咽以外的其他头颈部肿瘤中,p16 免疫组化并不能代替 HPV 特异性检测,因为除了 HPV 以外,肿瘤内部某些信号通路的变化也可能导致 p16 高表达。

在食管癌中 p16 表达阳性占比 10.7%～74%,但其与生存的相关性尚缺乏充分研究依据。食管癌 p16 表达与 HPV 感染同样缺乏相关性,p16 过表达作为食管癌 HPV 感染的替代标志物的敏感性仅为 35%,特异性为 67%,阳性预测值只有 25%。除了不同研究中采用的 p16 阳性判断标准不一致外,p16 过表达也可能是因为食管癌中其他基因变异导致的分子事件,因此目前并不支持将 p16 表达作为食管癌 HPV 感染的替代标志物。

在食管癌中 HPV 阳性率在不同国家和地区有显著差异,不同研究中采用不同检测方法所得 HPV 阳性率为 0～84% 不等,Meta 分析显示 PCR 法检测的总体阳性率为 12%～35%。HPV 与食管癌发病风险相关性的研究结果差异巨大,多项 Meta 分析显示 HPV 阳性与食管癌发病风险升高有关,客观缓解率为 1.99%～6.36%,但也有研究认为 HPV 与食管癌发病风险并无显著相关性。由于缺乏设计良好的大样本前瞻性的流行病学研究,HPV能否作为食管癌的致病因素至今并未得到确认,而关于HPV感染与食管癌预后的相关性也缺乏充足的数据支持。

　　总之,目前p16和HPV在食管癌中的意义未明,但较高的阳性率提示仍需进一步研究。

参考文献

[1]　Maghami E, Ismaila N, Alvarez A, et al. Diagnosis and management of squamous cell carcinoma of unknown primary in the head and neck: ASCO guideline[J]. J Clin Oncol,2020,38(22):2570-2596.

[2]　中国临床肿瘤学会指南工作委员会.中国临床肿瘤学会(CSCO)头颈部肿瘤诊疗指南 2020[M].北京:人民卫生出版社,2020.

[3]　Ang K K, Harris J, Wheeler R, et al. Human papillomavirus and survival of patients with oropharyngeal cancer[J]. N Engl J Med,2010,363(1):24-35.

[4]　Fakhry C, Lacchetti C, Rooper L M, et al. Human papillomavirus testing in head and neck carcinomas: ASCO clinical practice guideline endorsement of the College of American Pathologists guideline[J]. J Clin Oncol,2018,36(31):3152-3161.

[5]　Michaelsen S H, Larsen C G, von Buchwald C. Human

papillomavirus shows highly variable prevalence in esophageal squamous cell carcinoma and no significant correlation to p16^{INK4a} overexpression：a systematic review [J]. J Thorac Oncol,2014,9(6):865-871.

[6] da Costa A M,Fregnani J H T G,Pastrez P R A,et al. HPV infection and p53 and p16 expression in esophageal cancer：are they prognostic factors?[J]. Infect Agent Cancer,2017,12:54.

[7] Cao F L,Zhang W H,Zhang F,et al. Prognostic significance of high-risk human papillomavirus and p16^{INK4A} in patients with esophageal squamous cell carcinoma[J]. Int J Clin Exp Med,2014,7(10):3430-3438.

[8] Petrick J L,Wyss A B,Butler A M,et al. Prevalence of human papillomavirus among oesophageal squamous cell carcinoma cases：systematic review and meta-analysis[J]. Br J Cancer,2014,110(9):2369-2377.

[9] Li X,Gao C,Yang Y,et al. Systematic review with meta-analysis：the association between human papillomavirus infection and oesophageal cancer[J]. Aliment Pharmacol Ther,2014,39(3):270-281.

[10] Hardefeldt H A,Cox M R,Eslick G D. Association between human papillomavirus (HPV) and oesophageal squamous cell carcinoma：a meta-analysis[J]. Epidemiol

Infect,2014,142(6):1119-1137.

[11] Liyanage S S,Rahman B,Ridda I,et al. The aetiological role of human papillomavirus in oesophageal squamous cell carcinoma:a meta-analysis[J]. PLoS One,2013,8(7):e69238.

[12] Petrelli F,De Santi G,Rampulla V,et al. Human papillomavirus(HPV)types 16 and 18 infection and esophageal squamous cell carcinoma:a systematic review and meta-analysis[J]. J Cancer Res Clin Oncol,2021,147(10):3011-3023.

[13] Mohammadpour B,Rouhi S,Khodabandehloo M,et al. Prevalence and association of human papillomavirus with esophageal squamous cell carcinoma in Iran:a systematic review and meta-analysis[J]. Iran J Public Health,2019,48(7):1215-1226.

[14] Zhang S K,Guo L W,Chen Q,et al. The association between human papillomavirus 16 and esophageal cancer in Chinese population:a meta-analysis[J]. BMC cancer,2015,15:1096.

[15] Cheah P L,Koh C C,Khang T F,et al. Esophageal squamous cell carcinomas in a Malaysian cohort show a lack of association with human papillomavirus[J]. J Dig Dis,2018,19(5):272-278.

[16] Gao G F, Roth M J, Wei W Q, et al. No association between HPV infection and the neoplastic progression of esophageal squamous cell carcinoma: result from a cross-sectional study in a high-risk region of China[J]. Int J Cancer, 2006, 119(6): 1354-1359.

[17] Guo L W, Liu S Z, Zhang S K, et al. Human papillomavirus-related esophageal cancer survival: a systematic review and meta-analysis [J]. Medicine (Baltimore), 2016, 95 (46): e5318.

（杨劲松　赵学艳　马辉　肖桂香　张小萌　贾玉林　杨坤禹）

病例 14　肺腺癌伴发颈部淋巴瘤

【病例简介】

现病史:患者于 2019 年 5 月因"刺激性干咳伴进行性加重 1 个月余"于北京市某医院就诊,胸部增强 CT 提示右肺下叶占位伴肺门及纵隔淋巴结肿大,PET-CT 提示右肺恶性肿瘤伴右肺门、纵隔、双侧锁骨上下区及多发骨转移。2019 年 6 月确诊为右肺腺癌Ⅳ期(驱动基因突变阴性)。患者于 2019 年 6 月至 10 月行 6 个周期 PP 方案化疗联合 Keytruda 免疫治疗,疗效评价为部分缓解(PR);于 2019 年 7 月行左侧第 10 肋骨转移灶减症射波刀放疗一次(8 Gy/1 F),放疗后胸壁疼痛症状缓解;于 2019 年 10 月至 2020 年 1 月行 Keytruda 维持治疗 6 次,后因新型冠状病毒感染暴发中断治疗。

患者于 2020 年 6 月再次就诊于我科,行 PET-CT 检查示:右下肺肿瘤、第 11 肋转移灶及椎体转移灶代谢较治疗前明显减低,考虑治疗后受益;双侧颈部、纵隔、腹膜后淋巴结代谢轻度增高,建议密切随访(图 14-1)。科室讨论:患者目前肺癌得到控制,多发小淋巴结代谢轻度增高可能与免疫治疗相关。因此该患者于 2020 年 6—7 月接受了 2 个周期 Keytruda 维持治疗。患者于 2020 年 8 月因"活动后气促进行性加重"于我科就诊,查血示血红蛋白 47 g/L,入院后完善检查提示血型特异性抗体阳性,考虑免疫性溶血性贫血可能性大,予注射用甲泼尼龙琥珀酸钠等对症支持治疗后患者血红蛋白较前明显好转。

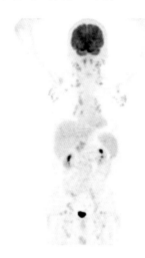

图 14-1　2020 年 6 月 8 日 PET-CT 检查影像

患者于 2020 年 9 月下旬无明显诱因出现双侧颈部包块伴快速增大,门诊行 MRI 检查示:双侧颈部、颌下、颏下、双侧锁骨上区见多发肿大淋巴结,部分融合成团,增强扫描呈现不均匀强化(图 14-2)。

既往史及家族史:无特殊。

个人史:无特殊。

重要体检结果:2020 年 10 月初,患者颈部明显增粗,双侧颈部可触及巨大包块,融合成团,质硬,固定,无触痛。

诊断:

(1)右肺腺癌Ⅳ期

(2)颈部包块待查

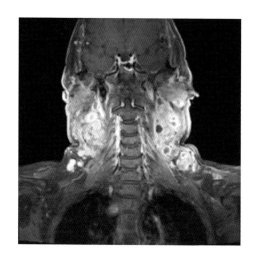

图 14-2　2020 年 10 月 6 日 MRI 检查影像

【病例讨论】

讨论科室:影像科、头颈肿瘤外科、病理科。

讨论意见:

影像科:该患者胸腹部 CT 检查基本正常,2020 年 6 月 PET-CT 检查示双侧颌面部及颈部未见明显放射性分布异常浓聚影。然而 2020 年 10 月 6 日 MRI 提示:患者双侧腮腺、右侧耳前、双侧颌下、颏下、胸锁乳突肌周围、双侧锁骨上见多发肿大淋巴结,部分融合成团,增强扫描呈不均匀强化,较大者位于左侧 Ⅱ 区,短径约 4.5 cm;舌根及舌体未见明显异常。患者当前影像学肿瘤性病变位于患者双侧颈部,建议活检明确是否为肺癌进展或第二原发肿瘤。

头颈肿瘤外科:患者双侧颈部淋巴结迅速增大,不伴发热,考虑肿瘤性病变可能性大。该患者病情变化较快,暂不考虑双侧颈部淋巴结清扫。然而可行局部淋巴结活检以明确诊断,同时利用活检组织也可以行进一步检查,提供更多的治疗选择。肿瘤科专家建议:患者既往右肺腺癌Ⅳ期诊断明确,免疫维持治疗过程中出现双侧颈部淋巴结迅速增大,有如下考虑。

①肺癌进展:患者当前诊断为转移性肺腺癌。当前处于免疫维持治疗阶段,出现双侧颈部淋巴结快速增大,肺癌超进展可能。然而不支持的证据有原有肺部病灶稳定,原来没有明显双侧颈部淋巴结转移(超进展)。

②淋巴瘤:患者出现第二肿瘤可能,首先考虑淋巴瘤。患者的 PET-CT、MRI 等结果提示双侧颈部淋巴结快速增大伴坏死,PET-CT 没有提示明确的原发病灶、肿瘤增长速度等特征,符合淋巴瘤的表现,然而需要病理证实。

③其他头颈部肿瘤:也有出现其他种类第二肿瘤的可能,如头颈部鳞癌、软组织肿瘤等,但是该患者肿瘤的生物学行为提示这种可能性比较小。

④非肿瘤性病变:也有可能是非肿瘤性病变,例如感染,由于肿瘤快速增大导致局部缺血坏死,也有可能继发感染,然而感染作为颈部淋巴结肿大的第一原因可能性比较小。

治疗过程:颈部淋巴结活检及基因检测。

2020 年 10 月 10 日行 B 超引导下左侧颈部淋巴结穿刺活检术,病理示:(左侧颈部)非霍奇金淋巴瘤。考虑:①EBV 阳性 B 细胞淋巴瘤;②血管免疫母细胞性 T 细胞淋巴瘤;③复合性淋巴瘤。

2020 年 10 月 17 日行颈部淋巴结切除活检,病理示:(颈部)

淋巴结血管免疫母细胞性 T 细胞淋巴瘤。免疫组化示：CD3（＋），CD20（－），PD-1（＋），CD10（＋），BCL6（＋），CXCL13（＋），MUM1（＋），CD4（＋），CD8（部分＋），CD79α（部分弱＋），CD38（部分弱＋），CD30（－），CD15（－），PDX5（－），CD21（＋），Ki-67（LI 约 70％）。原位杂交检测 EBV 示：EBER（－）。

颈部淋巴结组织 NGS 提示：该样品肿瘤突变负荷（tumor mutation burden，TMB）为 12.79 mut/Mb，PD-L1 表达值为 60％，提示可能从免疫检查点抑制剂中获益。

该患者在免疫维持治疗过程中出现重度贫血，考虑免疫性溶血性贫血，可能与帕博利珠单抗（pembrolizumab）相关。经过检索文献及科室多学科讨论，建议更换 PD-1 抑制剂继续免疫治疗。理由如下：①患者颈部淋巴结活检组织 PD-L1 高表达（约 60％）；②TMB＞10 mut/Mb；③既往免疫治疗有效；④当前患者身体一般状况及血液生化检查无明显禁忌证。

信迪利单抗（sintilimab）与其他上市的 PD-1 抑制剂相比，拥有更低的免疫原性（ADA 阳性率为 0.52％，Nab 阳性率为 0.26％，明显低于帕博利珠单抗、纳武单抗、卡瑞利珠单抗（camrelizumab）等），且信迪利单抗在复发难治的经典型霍奇金淋巴瘤中效果明确，已在中国大陆批准用于复发或难治性经典型霍奇金淋巴瘤的治疗。因此最后给予该患者单药信迪利单抗（每 3 周 200 mg）治疗。

治疗结局：治疗 1 个周期后，患者双侧颈部包块明显退缩，疗效评价为 PR，且未出现明显免疫治疗相关并发症（图 14-3）。后继续给予该患者单药免疫治疗直到 2021 年 8 月，治疗过程中，患者出现轻度乏力、食欲下降,未出现其他免疫治疗相关并发症。

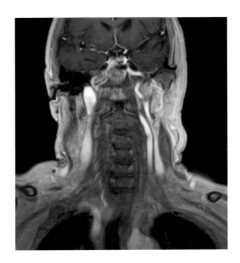

图 14-3　维持治疗阶段患者疗效

【要点总结】

免疫治疗过程中出现严重免疫相关并发症,原则上不能继续再使用类似免疫治疗药物。然而,对于类似病例,如果患者既往能从免疫治疗中获益,且多项标志物也提示可能继续从免疫治疗中获益,似乎可以在医生的严密监测下继续使用免疫治疗,选择低免疫原性药物可能会降低药物相关并发症发生率。和患者及其家属的充分沟通也是治疗获得成功的关键因素。

参考文献

[1]　Nicholson A G, Tsao M S, Beasley M B, et al. The 2021 WHO classification of lung tumors: impact of advances

since 2015[J]. J Thorac Oncol,2022,17(3):362-387.

[2] Camelliti S, Le Noci V, Bianchi F, et al. Mechanisms of hyperprogressive disease after immune checkpoint inhibitor therapy:what we(don't)know[J]. J Exp Clin Cancer Res, 2020,39(1):236.

[3] Lin M, Vanneste B G L, Yu Q, et al. Hyperprogression under immunotherapy: a new form of immunotherapy response? —a narrative literature review[J]. Transl Lung Cancer Res,2021,10(7):3276-3291.

[4] Heudel P E, Fervers B, Durand T, et al. Second primary cancers:a retrospective analysis of real world data using the enhanced medical research engine ConSoRe in a French comprehensive cancer center[J]. Int J Clin Oncol,2021,26 (10):1793-1804.

[5] Hong H,Li Y,Lim S T,et al. A proposal for a new staging system for extranodal natural killer T-cell lymphoma:a multicenter study from China and Asia Lymphoma Study Group[J]. Leukemia,2020,34(8):2243-2248.

[6] Son C,Lee S K,Choi P J,et al. Characteristics of additional primary malignancies in Korean patients with non-small cell lung cancer[J]. J Thorac Dis,2013,5(6):737-744.

[7] Cristescu R, Mogg R, Ayers M, et al. Pan-tumor genomic biomarkers for PD-1 checkpoint blockade-based immunotherapy [J]. Science,2018,362(6411):eaar3593.

［8］ Neelapu S S, Adkins S, Ansell S M, et al. Society for Immunotherapy of Cancer (SITC) clinical practice guideline on immunotherapy for the treatment of lymphoma［J］. J Immunother Cancer, 2020, 8（2）: e001235.

［9］ Wang J, Fei K, Jing H, et al. Durable blockade of PD-1 signaling links preclinical efficacy of sintilimab to its clinical benefit［J］. MAbs, 2019, 11（8）: 1443-1451.

［10］ van Vugt M J H, Stone J A, De Greef R H J M M, et al. Immunogenicity of pembrolizumab in patients with advanced tumors［J］. J Immunother Cancer, 2019, 7 （1）: 212.

［11］ Agrawal S, Statkevich P, Bajaj G, et al. Evaluation of immunogenicity of nivolumab monotherapy and its clinical relevance in patients with metastatic solid tumors［J］. J Clin Pharmacol, 2017, 57（3）: 394-400.

［12］ Shi Y K, Su H, Song Y D, et al. Safety and activity of sintilimab in patients with relapsed or refractory classical Hodgkin lymphoma（ORIENT-1）: a multicentre, single-arm, phase 2 trial［J］. Lancet Haematol, 2019, 6（1）: e12-e19.

（石亮亮　夏芸　马辉　肖桂香　张小萌　彭纲）

病例 15　肾癌Ⅳ期 8 年自然进展伴鼻腔鼻窦鼻咽腔转移

【病例简介】

现病史:半年前患者突然出现头痛难忍,伴鼻出血、鼻塞,无恶心呕吐,无心慌胸闷、视物模糊、耳鸣,遂就诊于当地医院,行头部 CT 检查示:颅内出血伴颅内转移瘤可能? 予以对症支持处理好转后出院,后患者间断鼻出血,鼻塞加重,就诊于我院门诊,复查头部 CT 示:颅内多发转移瘤可能,鼻咽、鼻腔部肿物。现患者为求进一步治疗来我院就诊,门诊以"鼻咽、鼻腔肿物,脑继发恶性肿瘤"收治入院。

既往史:2013 年 11 月确诊肾癌Ⅳ期(多发肺转移),未行肿瘤专科治疗。

个人史:否认吸烟、饮酒史。

重要体检结果:KPS 评分为 70 分,贫血貌,左侧鼻腔可见新生物,表面可见出血(图 15-1)。

【影像学及实验室检查】

1. 2021 年 8 月 30 日血常规检查

血红蛋白 41 g/L,血细胞比容 14.1%,平均红细胞体积(MCV)62.8 fL,平均红细胞血红蛋白含量(MCH)18.0 pg,中性

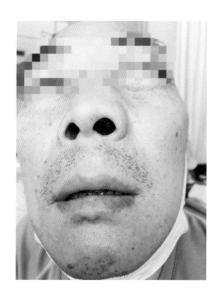

图 15-1　患者治疗前大体图

粒细胞 4.35 g/L,血小板 539 g/L。

2. 2021 年 8 月 30 日生化＋心肌酶＋TNI 检查

钙 1.94 mmol/L。

3. 2021 年 8 月 31 日肺＋上、下腹增强 CT 检查

双肺弥漫多发结节、肿块影,考虑多发转移瘤;右侧胸腔积液且部分包裹;右肾占位性病变,考虑右肾癌;双侧肾上腺多发结节影,考虑转移;所及左侧第 1 肋骨质破坏并软组织肿块,右侧第 4 肋腋段、右侧肩胛骨及右侧髂骨骨质破坏,考虑转移(图 15-2)。

4. 2021 年 9 月 1 日脑增强 MRI 检查

双侧顶-枕叶占位并不均匀强化,结合病史,考虑转移瘤并卒中(图 15-3)。

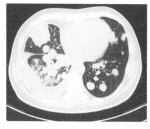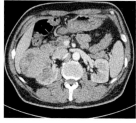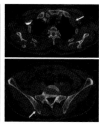

图 15-2 增强 CT 检查提示体部多发转移

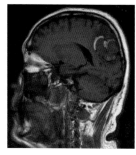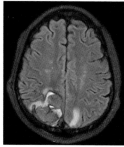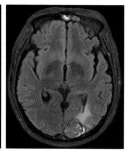

图 15-3 增强 MRI 检查提示脑转移

5. 2021 年 9 月 1 日鼻窦及颈部增强 MRI 检查

鼻窦腔(左额窦、双侧筛窦、双侧蝶窦、双侧上颌窦)-鼻腔-鼻咽腔多发团块影,考虑肿瘤性病变(图 15-4)。

6. 2021 年 9 月 13 日鼻腔肿物活检病理报告

(鼻腔)符合转移性透明细胞性肾细胞癌(核分级 3/4 级)。免疫组化染色示肿瘤细胞:PCK(＋),vimentin(＋),CD10(＋),CAIX(灶状＋),PAX8(＋),CK7(－),CK20(－),Ki-67(热点区域 LI 10％)(图 15-5)。

7. 2013 年 11 月 24 日肺占位穿刺组织病理报告

(CT 引导下肺穿刺组织)恶性上皮源性肿瘤,倾向于转移性

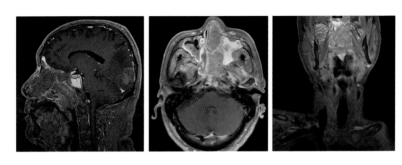

图 15-4　增强 MRI 检查提示鼻腔鼻窦巨大占位

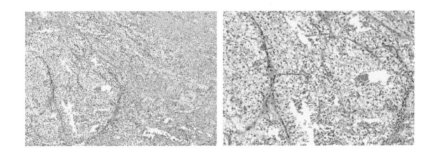

图 15-5　鼻腔活检免疫组化

腺癌。免疫组化染色示肿瘤细胞:CK7(－),CK20(－),villin
(＋),CDX2(－),TTF-1(－),PSA(－),glypican-3(－),
vimentin(＋),CD10(＋),WT1(－)(图 15-6)。结合临床、影像学
及免疫组化标志,提示肿瘤可能来源于肾脏、胃肠道。

8. 2014 年 11 月 20 日至 21 日肺＋上、下腹增强 CT 检查

因我院影像系统已清除 2013 年及以前的图像,故患者目前
最早的影像学资料来源于 2014 年 11 月 20 日(图 15-7)。

诊断:

(1)肾透明细胞癌Ⅳ期(双肺、双肾上腺、骨、脑、鼻腔鼻窦鼻

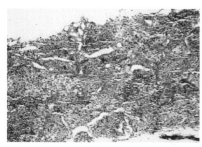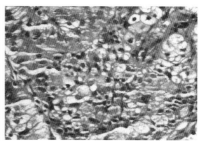

图 15-6　肺部病灶活检免疫组化

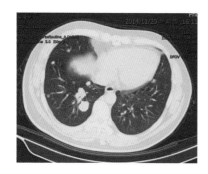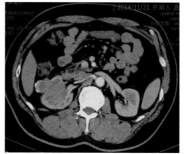

图 15-7　2014 年患者基础影像

咽腔转移)

(2)重度贫血

(3)脑转移瘤并卒中

(4)胸腔积液(肾癌胸膜转移可能?)

【病例讨论】

讨论目的:分享罕见病例,头颈部肿物需考虑肾癌转移可能性。

讨论时间:2021 年 9 月 29 日。

讨论科室:耳鼻咽喉头颈外科、肿瘤科、病理科、影像科。

讨论意见:

耳鼻咽喉头颈外科:患者因鼻腔肿物、鼻出血就诊,重度贫血,给予输注红细胞后好转,活检难度大,出血风险高。活检过程中可见双侧鼻腔大量新生物,用筛窦钳在鼻腔新生物处,予以一定深度钳取新生物后送检,活检过程尚顺利。

肿瘤科:患者确诊肾癌时间为 2013 年,发现时已有多发肺转移,患者因个人原因未行肿瘤专科治疗。2013 年是肾癌的靶向治疗时代,晚期患者一线治疗的无进展生存期(PFS)为 9~11 个月,客观缓解率(ORR)可达 30%~40%,中位生存期为 2~3 年。而患者未行任何抗肿瘤治疗,到目前已有近 8 年的生存期,属于比较少见的病例。另外,这也是一个肾癌自然进展的病例,可以看到,肾癌发展到后期除了可以转移到常见的肺、肾上腺、脑、骨、肝等部位以外,还可能转移到鼻腔鼻窦鼻咽腔,这也提示我们头颈肿瘤医生,遇到这样的患者一定要做全身检查,不要遗漏肾癌转移的可能性。

病理科:根据鼻腔肿物活检病理,肿瘤细胞大小一致,细胞质透亮,呈巢状分布,间质血窦丰富,似与肾透明细胞癌镜下形态一致。结合生长部位及患者症状、病史、临床资料,我们需鉴别是鼻腔鼻窦原发的肾透明细胞样癌还是转移性肾透明细胞癌。鼻腔鼻窦原发的肾透明细胞样癌,是 2016 版 WHO 头颈部肿瘤病理分类腺癌目录下新增的一类,为低级别腺癌。其最先在 2002 年被报道,发病年龄在 22~89 岁(中位年龄 58 岁),患者的首发症状多为反复性的鼻出血。两者在 HE 染色切片上鉴别较为困难,须结合免疫组化结果,CD10、PAX8 均为阳性,CK7 为阴性,CD10、PAX8 可作为两种疾病的免疫组化鉴别要点,通常肾透明细胞癌表达 CD10、PAX8,鼻腔鼻窦原发的肾透明细胞样癌常不表达;CK7 刚好相反,CK7 在肾透明细胞癌中通常是不表达的,在大多数鼻腔鼻窦原发的肾透明细胞样癌中表达。两种疾病都可以表达波形蛋白(vimentin)。故本例患者免疫表型不支持鼻腔鼻窦原发的肾透明细胞样癌,结合患者肾癌病史及临床资料,考虑为转移性肾透明细胞癌。本次细胞形态及免疫组化与 2013 年 11 月 24 日肺穿刺组织类似,且可以看到,即使经过 8 年,转移至鼻腔的病灶活检组织 Ki-67(热点区域 LI 10%)显示是一群低增殖状态的细胞,这也许是患者能存活这么长时间的原因。鼻腔鼻窦转移性肾透明细胞癌预后较差,而鼻腔鼻窦原发的肾透明细胞样癌是低级别腺癌,预后较好,两者治疗方式也不一样,通过免疫组化进行鉴别,能更好地指导临床制订后续治疗方案。

影像科:与其他部位相比,鼻腔鼻窦转移瘤非常少见,国内外关于其影像学表现的报道较少。该例患者鼻咽增强 MRI 示:鼻窦腔(左额窦、双侧筛窦、双侧蝶窦、双侧上颌窦)-鼻腔-鼻咽腔不规则团片状等 T1 稍高 T2 欠均匀信号影,增强扫描呈明显稍欠均匀强化,鼻腔、鼻窦左侧病灶推移鼻中隔右偏,部分鼻窦、鼻腔骨质吸收、变薄,左上颌窦口扩大,鼻咽腔内肿物填充推移挤压鼻咽后壁、侧壁组织。肿瘤累及多个窦腔,增强后呈中等度以上不均匀强化,提示血供均非常丰富,并伴明显骨质破坏。当 50 岁以上患者以鼻出血就诊,且影像学表现为多窦腔占位性病变并破坏邻近骨质时,在考虑常见多发的原发肿瘤的同时,应考虑转移瘤的诊断,尤其需加强肾癌相关检查;对于有恶性肿瘤病史的患者,不论原发肿瘤病史时间长短,均应首先考虑转移瘤可能性。

总结:通过 MDT 讨论,我们对肾癌鼻腔鼻窦鼻咽腔转移有了更深入的认识,在以后的临床工作中再次遇到类似的患者,能更准确地给予诊治。

治疗过程及结局:患者行鼻腔肿物活检后出院,于 2021 年 10 月 13 日返院,与患者及其家属沟通后行信迪利单抗 200 mg 免疫治疗 1 个周期。

患者于 2021 年 11 月 4 日返院检查发现鼻腔病灶增大,提示疾病进展,遂于 2021 年 11 月 5 日、11 月 26 日、12 月 16 日,以及 2022 年 1 月 5 日行阿昔替尼靶向治疗＋信迪利单抗 200 mg 免疫治疗 4 个周期。

患者于 2022 年 1 月 24 日返院体检示鼻腔病灶较前减小(图 15-8)。复查 MRI 提示额窦、双侧筛窦、双侧蝶窦团块影较前稍显增大,右侧枕叶病灶较前缩小,左侧顶叶较前增大,左颞叶小结节影较前新见,不排除转移。复查肺＋上腹部增强 CT 示双肺弥

2021.8.30 2021.11.4 2022.1.24

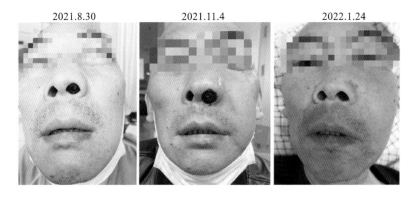

图 15-8　治疗后鼻腔病灶明显消退

漫多发结节、肿块影,考虑多发转移瘤,部分较前增大,部分缩小;纵隔及右肺门多发淋巴结,考虑淋巴结转移,右肺门病变较前稍大,所及左侧第 1 肋骨质破坏并软组织肿块,右侧第 4 肋腋段、右侧肩胛骨及右侧髂骨骨质破坏,考虑转移,较前进展,右肾占位性病变,考虑右肾癌,较前增大;双侧肾上腺多发结节影,考虑转移,较前增大;肝左叶片状低密度影,较前新发,多考虑为转移瘤。考虑疾病进展,于 2022 年 1 月 25 日行替吉奥+信迪利单抗 200 mg 治疗 1 个周期。

2022 年 2 月 14 日返院后患者诉视力下降及头闷较前加重,遂于 2022 年 2 月 15 日更改为行 TP 方案+信迪利单抗 200 mg 治疗 1 个周期。

患者未按期返院续治,电话随访,家属告知患者鼻腔肿物较前明显,疾病控制欠佳。

【要点总结】

肾癌是泌尿系统常见的恶性肿瘤,肾透明细胞癌是肾癌最常见的病理类型,占 75%～85%。25%～30%的肾透明细胞癌患者就诊时已存在远处转移,早期肾癌行根治性切除的患者术后也有 30%会发生远处转移。出现远处转移的肾癌中 90%是肾透明细胞癌,以血行及淋巴转移为主,多转移至肺、骨等部位。鼻腔鼻窦鼻咽腔转移瘤非常少见,缺少典型的临床特征使其容易被误诊。其临床症状和影像学表现与原发肿瘤非常相似,包括鼻出血、鼻塞、面部肿胀、视力下降等,术前常被误诊为鼻腔鼻窦原发肿瘤。有文献报道,转移到鼻腔鼻窦的恶性肿瘤中,最常见的原发病灶是肾脏。而肾癌中约 1.1% 会转移到头颈部(包括鼻腔鼻窦鼻咽腔、甲状腺、腮腺、舌、喉、悬雍垂等已见诸报道)。一项回顾性研究报道头颈部转移发生在发现肾癌后 5～87 个月,平均时间为 40.8 个月。

肾透明细胞癌是一种富血供肿瘤,多数学者认为其转移到鼻腔和鼻窦的途径可能是椎静脉丛的作用,这些静脉无瓣膜,胸膜腔内压及腹内压使肾静脉内肿瘤细胞进入椎体静脉系统交通支,越过肺静脉丛到面部大静脉窦如翼静脉丛、海绵窦再逆行种植到鼻腔及鼻窦。

本例患者鼻腔反复大量出血,查体示鼻腔肿瘤表面覆盖坏死组织,触之易出血,既往有肾癌病史对诊断非常重要,提醒要考虑肾癌转移的可能性,通过鼻腔肿物活检,即可明确肿瘤性质,也避免了手术的盲目性。该患者在确诊肾癌Ⅳ期 8 年后转移到鼻腔鼻窦鼻咽腔,目前广泛应用的晚期肾癌预后及风险模型为国际转移性肾癌数据库联盟(International Metastatic RCC Database Consortium,IMDC)评分,主要包括 6 个预后因素:确诊肾癌至系统治疗的时间>1 年,KPS 评分<80 分,血红蛋白<正常值下限,血清钙>正常值上限,中性粒细胞绝对值>正常值上限,血小板绝对值>正常值上限。低危,0 项不良预后因素;中危,1～2 项不良预后因素;高危,≥3 项不良预后因素。该患者 IMDC 评分为 4 分,属高危患者,预后差。目前欧洲泌尿外科学会(European Association of Urology,EAU)指南推荐单纯免疫治疗或免疫联合靶向治疗应用于 IMDC 评分的中高危患者。从治疗效果来看,免疫联合靶向治疗后该患者仅获得 2 个月的 PFS,更换治疗方案后也快速进展。

从这个病例可以看出,肾癌出现鼻腔及鼻窦转移时,疾病已发展到较晚的阶段,各种治疗方式的疗效并不理想,因此遇到以鼻出血或涕中带血为主诉的鼻肿瘤患者,无论是原发还是复发肿瘤,均应详细询问病史,配合仔细的体格检查,必要时行肝、脾和肾等器官的辅助检查和病理检查,排除肾透明细胞癌的鼻腔鼻窦转移。

参考文献

[1] Le Trinh H, Nguyen V T, Mai N K, et al. Successful chemotherapy management of disseminated intravascular coagulation presenting with metastatic clear cell renal carcinoma:a case report and review of the literature[J]. J Med Case Rep,2020,14(1):52.

[2] 刘穹,贺敬敬,韩明鲲,等.鼻腔鼻窦肾透明细胞癌 5 例报告并文献复习[J].解放军医学杂志,2021,46(12):1227-1231.

[3] Tian P, Du W Y, Liu X X, et al. Ultrasonographic characteristics of thyroid metastasis from clear cell renal cell carcinoma:a case report[J]. Medicine(Baltimore), 2020,99(45):e23070.

[4] Prescher A, Brors D. Metastases to the paranasal sinuses: case report and review of the literature[J]. Laryngorhinootologie, 2001,80(10):583-594.

[5] Franzen A M, Schneider C, Lebentrau S, et al. Extranodal

metastases of renal cell carcinoma to the head and neck:a diagnostic challenge[J]. Laryngorhinootologie, 2015, 94 (11):745-748.

[6] 陈颖,窦艳玲,刘汉强,等.肾癌喉转移1例[J].中国耳鼻咽喉头颈外科,2011,18(2):111.

[7] Khade P,Devarakonda S. Atypical metastasis of renal cell carcinoma to the uvula:case report and review of literature [J].Int Med Case Rep J,2018,11:29-32.

[8] 阎艾慧,姜菲菲,郝帅,等.转移鼻窦的肾透明细胞癌[J].中国耳鼻咽喉头颈外科,2007,14(5):315-316.

（石亮亮　夏芸　马辉　肖桂香　张小萌　彭纲）

病例16 小细胞肺癌腮腺及颌下淋巴结转移

【病例简介】

现病史:患者于2021年7月发现左侧颌下一质硬肿物,无红肿,无疼痛,直径约3 cm,B超检查示左侧颌下多个实性团块,其中一大小约3.6 cm×2.2 cm,行肿块穿刺术示淋巴结恶性肿瘤性病变,倾向于淋巴结转移癌。全身PET-CT检查示:①左肺上叶肺门处软组织肿块,代谢异常增高;远端肺野多发斑点及斑片影,代谢不高;以上考虑左肺恶性肿瘤,远端肺野阻塞性改变。②左侧颌下、右侧腮腺内、右侧颈部Ⅲ区、纵隔4L区、十二指肠降段与下腔静脉间、腹膜后及右侧肠系膜区多发肿大淋巴结,代谢异常增高;右侧肾上腺结节样增粗,代谢异常增高;以上考虑转移性病变。③右肺门肿大、钙化淋巴结,代谢异常增高;余颈部多发淋巴结,部分代谢增高;以上建议密切观察以排除转移性病变可能。

入院查体:ECOG评分为1分。左侧颌下可触及多枚包块,较大者约3 cm×3 cm,质硬,无压痛,移动度差。右侧颈部Ⅲ区可触及一约1 cm×1 cm大小包块,质硬,无压痛,移动度差。

【影像学及实验室检查】

1.右侧腮腺PET-CT检查

右侧腮腺内下见1.3 cm×1.1 cm软组织结节,放射性分布异常浓聚,SUV$_{max}$ 8.4(图 16-1)。

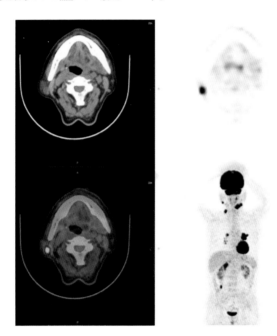

图 16-1 腮腺 PET-CT 检查影像

2.左侧颌下 PET-CT 检查

左侧颌下见多发肿大淋巴结,大者呈分叶状,大小 3.8 cm× 3.2 cm×2.8 cm,放射性分布异常浓聚,SUV$_{max}$ 14.4～15.9,稍推挤左侧颌下腺,与颌下腺前缘分界不清;右侧筛窦内见少许软组织密度影,放射性分布未见异常浓聚(图 16-2)。

3.颈部 PET-CT 检查

右侧颈部Ⅲ区见大小约 1.6 cm×1.5 cm 淋巴结,放射性分布异常浓聚,SUV$_{max}$ 11.2;余双侧颈部多发淋巴结,大者位于左颈部Ⅱb区,大小约 1.0 cm×0.6 cm,部分放射性分布轻度浓聚,

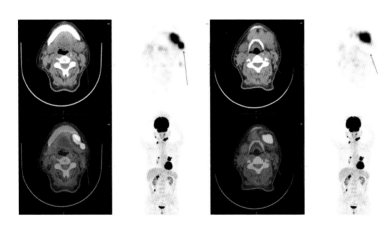

图 16-2 颌下 PET-CT 检查影像

SUV_{max} 1.9~2.9(图 16-3)。余双侧颌面部及颈部组织结构放射性分布未见明显异常浓聚。

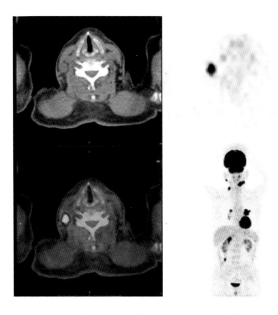

图 16-3 颈部 PET-CT 检查影像

4. 胸部 PET-CT 检查

右肺中叶见结节状高密度影；左肺上叶肺门处见大小约 3.1 cm×2.0 cm 软组织肿块，致左肺上叶尖后段及前段支气管截断，放射性分布异常浓聚，SUV_{max}17.5，其远端多发斑点及斑片影，放射性分布未见异常浓聚；余双肺未见异常实变影及放射性分布异常浓聚影。纵隔 4L 区及右肺门多发肿大淋巴结，大者大小约 1.4 cm×1.0 cm，放射性分布异常浓聚，SUV_{max} 3.1～8.9；余纵隔内未见明显肿大淋巴结及放射性分布异常浓聚影(图 16-4)。

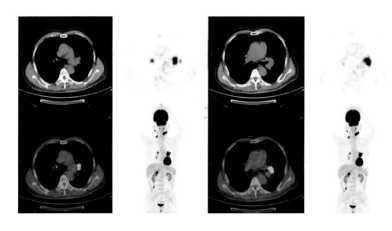

图 16-4 胸部 PET-CT 检查影像

5. 腹部 PET-CT 检查

右侧肾上腺外侧支结节状增粗，大小为 1.6 cm×1.2 cm，放射性分布异常浓聚，SUV_{max} 5.2；余双侧肾上腺及胰腺区未见放射性分布异常浓聚影。十二指肠降段与下腔静脉间见肿大淋巴结，大小为 2.8 cm×2.4 cm，局部与下腔静脉关系密切，放射性分布异常浓聚，SUV_{max} 11.6。双肾实质及双侧输尿管放射性分布未见异常。腹部及盆腔内见多个形态不一、条管状、浓淡不一的肠影。右侧肠系膜区见大小约 1.4 cm×1.2 cm 淋巴结,放射性分布异常浓聚,SUV_{max} 9.7;腹膜后区见小淋巴结,放射性分布较浓聚,SUV_{max} 3.0。膀胱显影未见异常(图 16-5)。

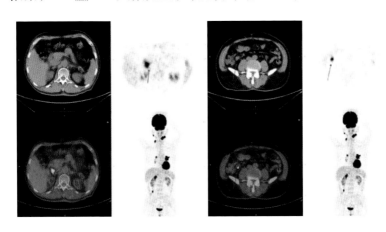

图 16-5　腹部 PET-CT 检查影像

【病例讨论】

讨论目的:鉴定单种癌、双重癌或多重癌。

讨论科室:影像科、口腔科、肿瘤科、病理科。

讨论意见:

影像科:患者 PET-CT 影像显示左肺上叶肺门处见大小约 3.1 cm×2.0 cm 软组织肿块,致左肺上叶尖后段及前段支气管截断,放射性分布异常浓聚,SUV_{max} 17.5。考虑左肺恶性肿瘤伴全身多发转移的可能性大,但肺癌腮腺转移临床的确比较少见,不排除右侧腮腺原发肿瘤可能。左侧颌下淋巴结(I_B 区)转移癌常见于口腔及鼻咽等头颈部肿瘤,右侧腮腺癌转移到左侧 I_B 区淋巴结的可能性不大,因此,也不排除合并有其他头颈部肿瘤的可能性。

口腔科:根据患者 PET-CT 影像学表现以及肿瘤发病率,确实肺癌的可能性较大,但是原发的腮腺肿瘤一般较常见,腮腺转移瘤尤其是肺癌腮腺转移确实很少见,因此不排除腮腺原发的可能。如果是腮腺癌伴有颈部以及肺等全身多发转移,那么腮腺癌的恶性程度肯定很高,一般临床表现为病程短,生长较快,病变部常有疼痛、麻木不适、肿块较硬、与深部组织粘连、活动性差、张口困难,部分患者有部分或全部面神经瘫痪,浸润皮肤可溃破,创口不愈,分泌物恶臭,但该患者临床表现与此明显不符,因此可能同时合并有腮腺癌和肺癌,建议多点活检。

肿瘤科:一般临床上颌下淋巴结转移癌,我们优先考虑口腔、口咽以及鼻咽等头颈部肿瘤来源可能性大。虽然 PET-CT 提示右侧腮腺癌可能,但是腮腺癌往往是一些低度恶性肿瘤,发生对侧颈部淋巴结转移较少见,即使 PET-CT 没有提示其他头颈部肿瘤原发灶,我们也不能完全排除存在隐匿性鼻咽癌、口咽癌或口腔癌,甚至是原发病灶不明颈部淋巴结转移癌可能。因此,于腮腺病灶、颌下淋巴结病灶以及肺部病灶同时取活检很有必要。

治疗过程:患者于 2021 年 9 月 9 日分别行超声引导下右侧腮腺病灶和左侧颌下包块粗针穿刺活检,于 2021 年 9 月 10 日行肺纤支镜活检。最终病理如下。

(右侧腮腺包块穿刺组织)小细胞癌,须结合临床综合考虑原发部位。免疫组化染色示肿瘤细胞:PCK(＋),TTF-1(＋),Syn(＋),CD56(＋),CgA(部分＋),Ki-67(LI 90％)(图 16-6)。

(左侧颌下包块穿刺活检组织)小细胞癌,须结合临床综合考

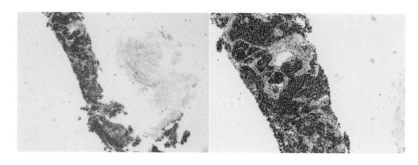

图 16-6 腮腺包块免疫组化染色结果

虑原发部位。免疫组化染色示肿瘤细胞:PCK(核旁＋),TTF-1(＋),CgA(部分＋),Syn(＋),CD56(＋),p40(－),CD3(－),CD20(－),Ki-67(LI 90%)(图 16-7)。

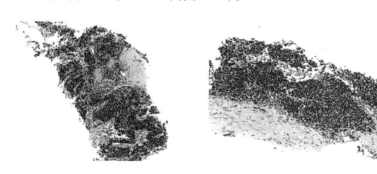

图 16-7 颌下包块免疫组化染色结果

(左肺上叶固有支口黏膜浸润处活检组织)小细胞癌。免疫组化染色示肿瘤细胞:PCK(＋),Syn(＋),CgA(局灶＋),CD56(＋),TTF-1(＋),Ki-67(LI 90%)(图 16-8)。

最终诊断:小细胞肺癌广泛期(右侧腮腺、左侧颌下、腹膜后、肠系膜区淋巴结、右侧肾上腺转移)。

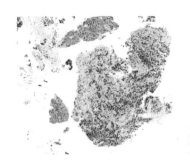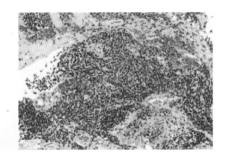

图 16-8   肺纤支镜活检免疫组化染色结果

【要点总结】

唾液腺肿瘤在头颈部肿瘤中只占很小的一部分,其中腮腺肿瘤是最常见的唾液腺肿瘤。腮腺肿瘤一般发生在成人时期,其中约 20% 是恶性的。恶性的腮腺肿瘤中有些是从其他恶性肿瘤转移而来的,在这些转移的恶性腮腺肿瘤中有约 50% 的患者以腮腺症状为首发症状。腮腺转移瘤常见于颞区、脸颊、眼皮和结膜的皮肤癌,80% 的腮腺转移瘤起源于头颈部的恶性黑色素瘤。乳腺癌、前列腺癌、肾癌和胃肠道间质瘤也可以转移到腮腺。有文献报道 520 例腮腺肿瘤患者中,有 33 例是腮腺转移瘤,其中 23 例为鳞状细胞癌、7 例为恶性黑色素瘤、2 例为乳腺癌、1 例为狂犬病肌肉瘤。在这项研究中,并没有发现从肺癌转移的腮腺转移瘤。

原发的腮腺小细胞癌是非常罕见的,一般腮腺小细胞癌主要从肺转移而来。小细胞癌占起源于支气管的恶性肿瘤的 15%,占所有肺癌的 25%。小细胞癌是高度恶性肿瘤,并经常伴有副肿瘤综合征。小细胞肺癌由于肺内高度血管化的微环境很容易随血液循环发生远处转移,尤以纵隔、锁骨上淋巴结、肝脏、骨骼、肾上腺和脑较常见。但是小细胞肺癌远处转移至腮腺临床上还是很少见的,目前文献只有少数个案报道,在这些个案中,小细胞肺癌腮腺转移预后很差,往往生存期不超过 10 个月。因此,对于这类患者的准确诊断和治疗尤为重要,应进行详细的体检、影像学检查和病理活检。

小细胞肺癌广泛期对化疗比较敏感,目前临床上对这类患者的治疗还是以化疗为主。对于单纯的小细胞肺癌合并有颈部淋巴结和腮腺转移的局部处理还存有争议,有文献建议可行患侧腮腺局部或全切除合并颈部淋巴结清扫以避免复发和远处转移。但也有文献建议不需要进行颈部淋巴结清扫,因为小细胞肺癌远处转移还是以血行转移为主。当然,小细胞肺癌对于放疗也是比较敏感的,因此,适时放疗也是很好的局部控制治疗。

参考文献

[1] Ellies M, Schaffranietz F, Arglebe C, et al. Tumors of the salivary glands in childhood and adolescence [J]. J Oral Maxillofac Surg, 2006, 64(7):1049-1058.

[2] Franzen A, Schmid S, Pfaltz M. Primary small cell carcinomas and metastatic disease in the head and neck [J]. HNO, 1999, 47(10):912-917.

[3] Franzen A, Pfaltz M. Parotid tumors of non-glandular origin:local and distant metastases in the parotid gland[J]. Laryngorhinootologie, 1997, 76(12):735-739.

[4] Malata C M,Camilleri I G,McLean N R,et al. Metastatic tumours of the parotid gland[J]. Br J Oral Maxillofac Surg,1998,36(3):190-195.

[5] Nuyens M, Schüpbach J, Stauffer E, et al. Metastatic disease to the parotid gland[J]. Otolaryngol Head Neck Surg,2006,135(6):844-848.

[6] Scher R L,Feldman P S,Levine P A. Small-cell carcinoma of the parotid gland with neuroendocrine features[J]. Arch Otolaryngol Head Neck Surg,1988,114(3):319-321.

[7] Cantera J M, Hernandez A V. Bilateral parotid gland metastasis as the initial presentation of a small cell lung carcinoma[J]. J Oral Maxillofac Surg, 1989, 47 (11): 1199-1201.

[8] Sher T,Dy G K,Adjei A A. Small cell lung cancer[J]. Mayo Clin Proc,2008,83(3):355-367.

[9] Ulubas B, Ozcan C, Polat A. Small cell lung cancer diagnosed with metastasis in parotid gland[J]. J Craniofac Surg,2010,21(3):781-783.

[10] Borg M F. Parotid gland as an initial site of metastasis[J]. Australas Radiol,2004,48(1):88-92.

[11] Shi S,Fang Q G,Liu F Y,et al. Parotid gland metastasis of lung cancer:a case report[J]. World J Surg Oncol, 2014,12:119.

[12] Cui Y,Cui X Y,Wu Y,et al. A case of metastasis of small

cell lung cancer to the parotid gland：a case report and literature review［J］. J Int Med Res, 2019, 47（11）：5824-5830.

［13］　Kalemkerian G P, Akerley W, Bogner P, et al. Small cell lung cancer［J］. J Natl Compr Canc Netw, 2013, 11(1)：78-98.

（洪晓华　　石亮亮　　马辉　　肖桂香　　张小萌　　彭纲）